死ぬまで歩けるからだの使い方

100年足腰

医師
巽《たつみ》一郎
ひざのスーパードクター
一宮西病院
人工関節センター長

サンマーク出版

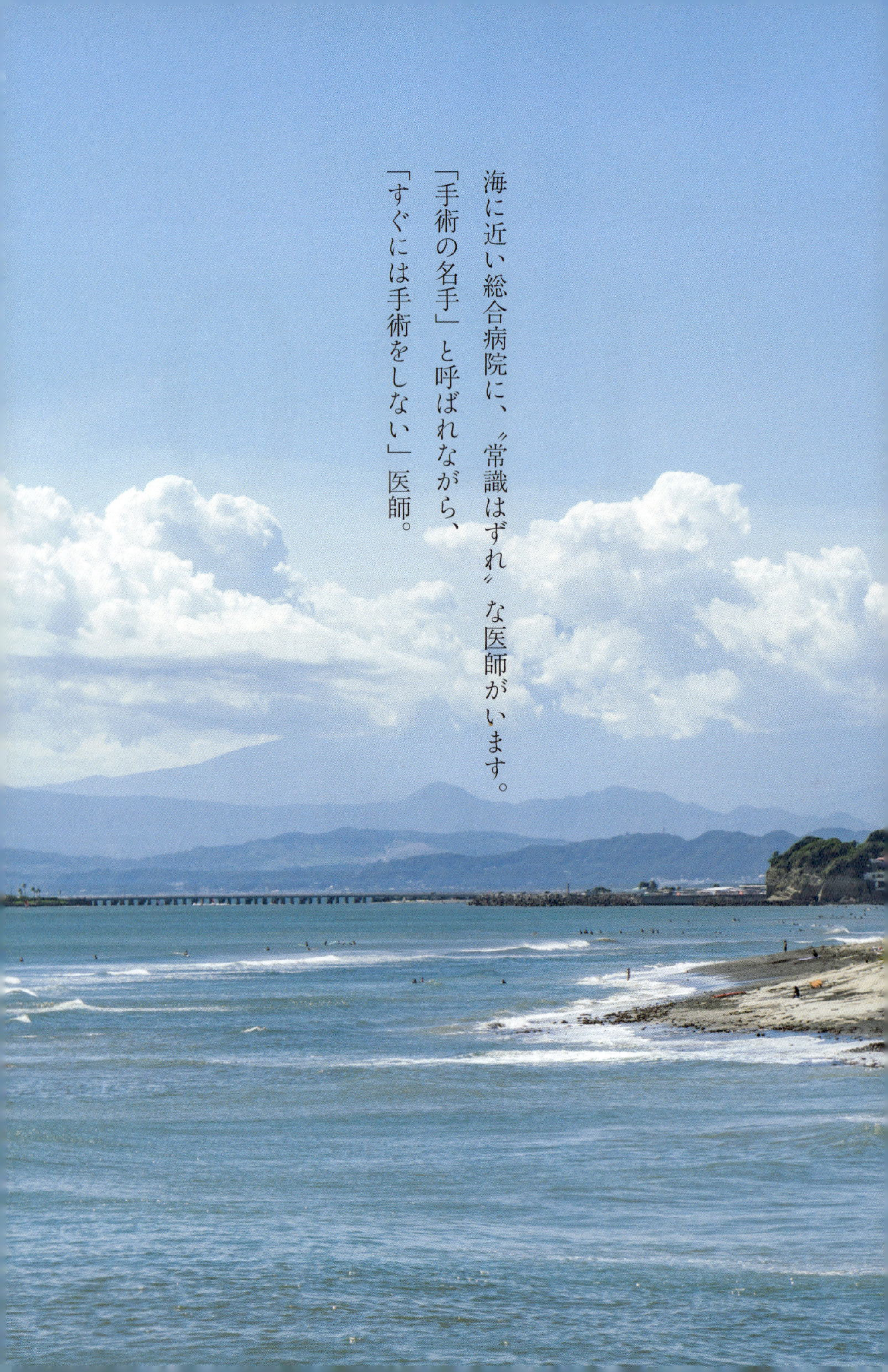

海に近い総合病院に、〝常識はずれ〟な医師がいます。
「手術の名手」と呼ばれながら、
「すぐには手術をしない」医師。

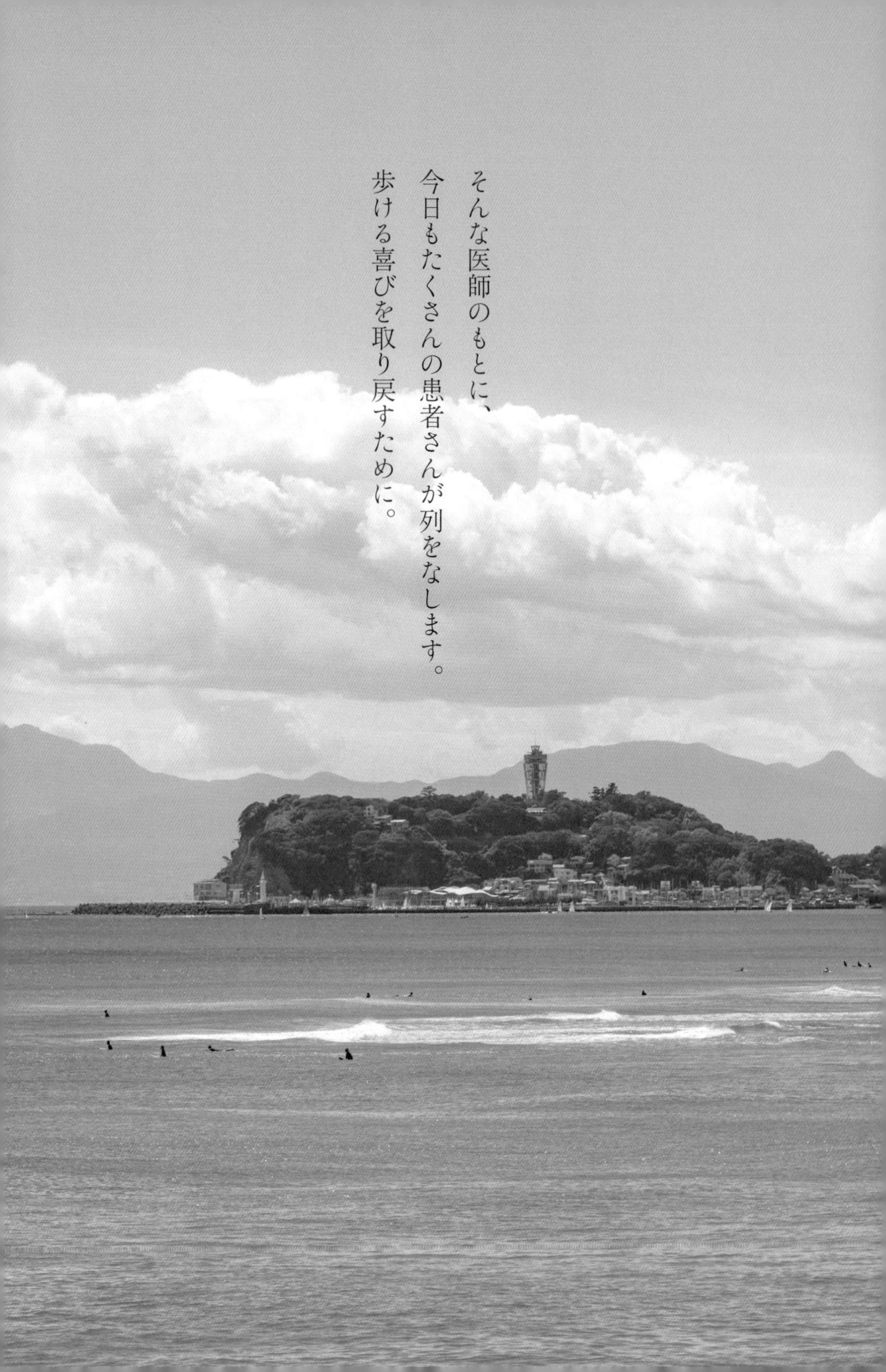

そんな医師のもとに、
今日もたくさんの患者さんが列をなします。
歩ける喜びを取り戻すために。

こんにちは、巽《たつみ》一郎です。

僕は神奈川県の湘南という場所にある「湘南鎌倉総合病院」の人工膝関節センター長を務めています。この病院は海に近く「診察ではなく、遊びに来てください」とお誘いしたくなるほど素敵なところにあります。

僕は整形外科医ですが、2006年以降、ずっと「ひざ関節の手術」を専門としてきました。

ひざのことでお困りの患者さんたちに向き合い、その声に耳を傾け、一緒に痛みをとってきました。平日の月火水曜日は朝から夕方までひざの手術をし、木曜と金曜は外来にいらした患者さんたちを診察します。あわせて、毎朝の7時半と夕方4時ごろに入院患者さんを回診するという、文字どおり〝ひざ一色〟の生活です。

一般整形外科を標榜《ひょうぼう》していたころは、首や腰、ひじから足関節を診ていました。多くの病院では午前中が外来で、昼から手術という感じで、外来が長くなると手術のことが気になりました。手術と外来とを分けられたらという理想が実現でき、満足しています。

これまで診させていただいた患者さんは、約1万2000人。手術の件数は、のべ5000件くらいでしょうか。たくさんの方々のひざとおつきあいさせていただきました。

たつみ

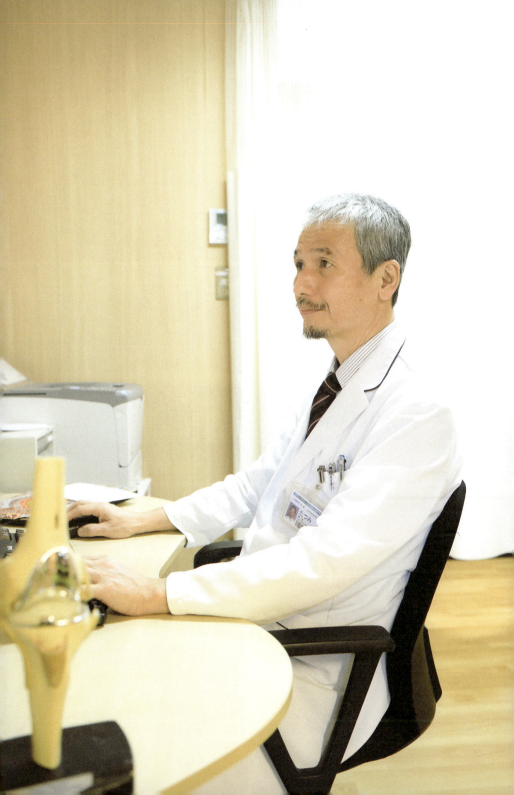

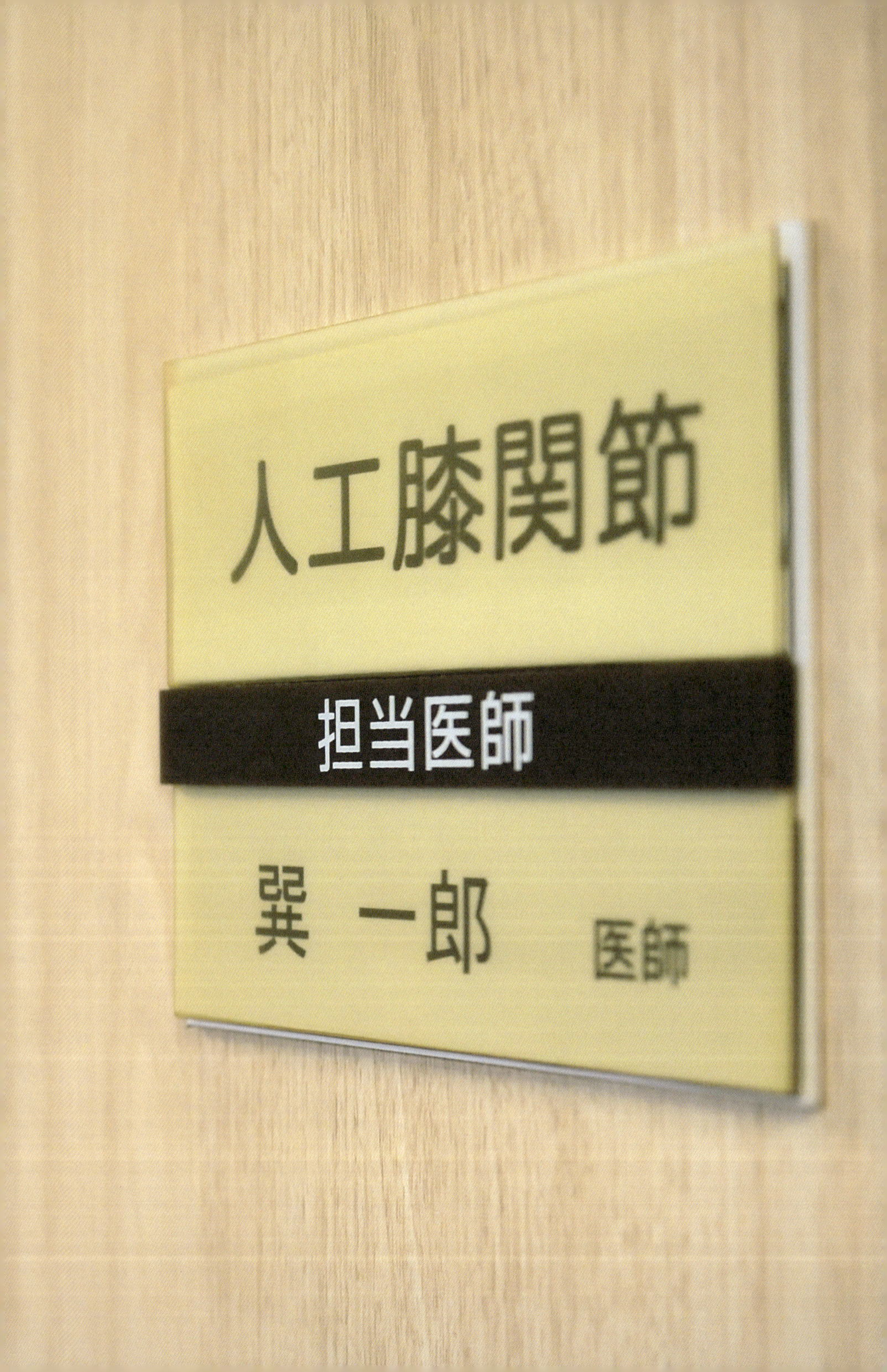
人工膝関節
担当医師
巽　一郎　医師

国内ばかりでなく、2000年には米国メイヨー・クリニックにフェローシップで訪れ米国のひざ治療を経験しました。2003年には英国オックスフォード大学に留学し、最先端だった、ひざの半分だけを人工関節に入れ替える手術を学びました。ここでお世話になったデイビッド・マーレイ教授は、いまでも毎年夏に日本で学会を開き、200名近くの国内外のひざ関節外科医が集まります。

いまも勤務の合間を縫っては欧米各国での学会に参加し、自分たちの結果を発表したり、他の先生の講演を聴講をしたりと、研鑽《けんさん》を続けています。

三度の飯より手術が好き、といったら大げさでしょうか。同業者には「マニアック」と驚かれるほど、最新の情報を追いかけ、よりからだに負担の少ない術法を日々研究、開発してきました。うれしいことに、近年は僕の手術を見に、海外からも視察に来られるようにもなりました。

子どものころから自分の好きなことで世界中を旅するのが夢でしたが、僕の家はそんなに裕福ではありませんでした。父親を小学5年のころに亡くし、中学生時代から新聞配達をして家計を支え、いくつもの〝寄り道〟を経験して医者になりました。

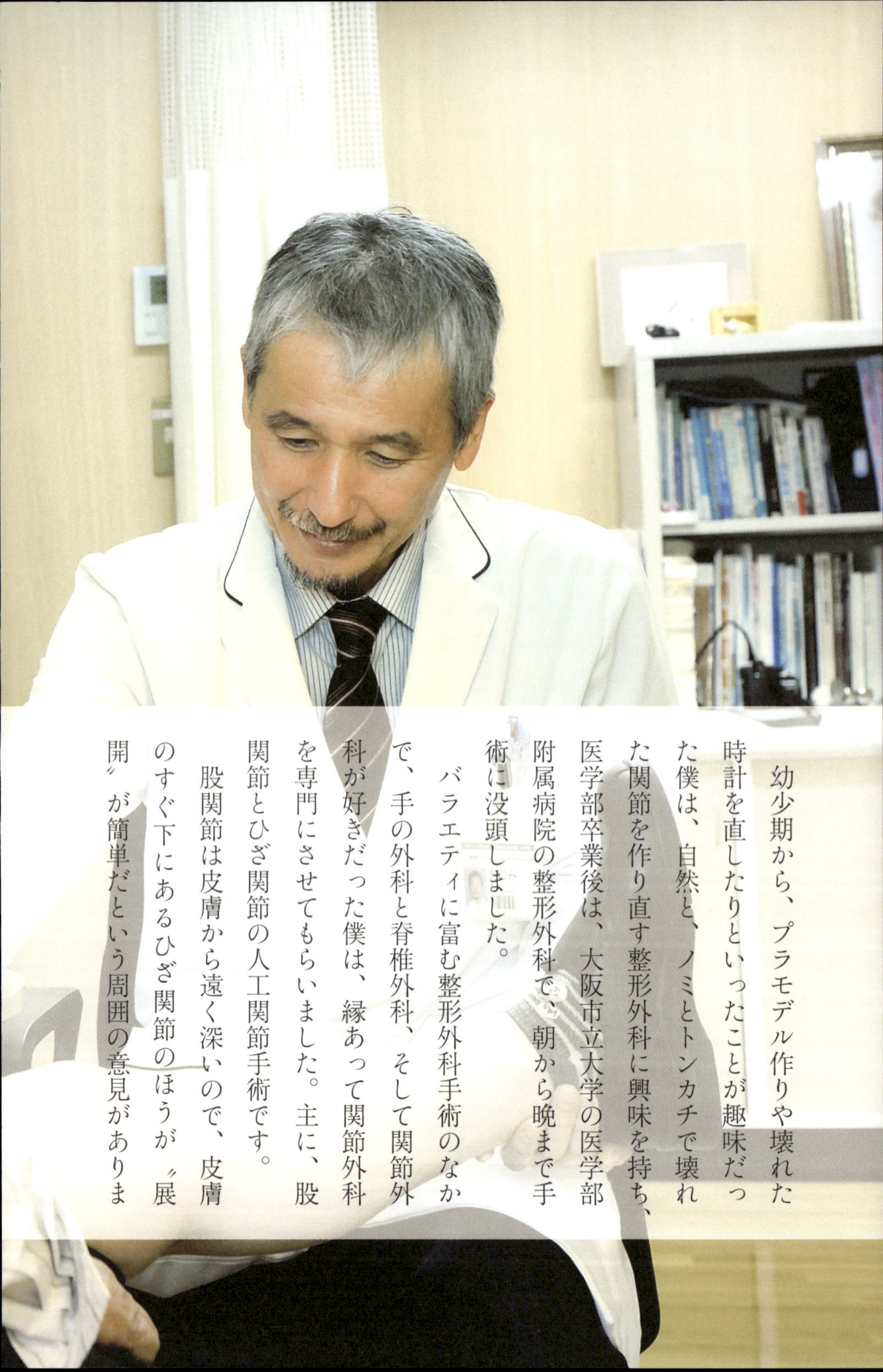

幼少期から、プラモデル作りや壊れた時計を直したりといったことが趣味だった僕は、自然と、ノミとトンカチで壊れた関節を作り直す整形外科に興味を持ち、医学部卒業後は、大阪市立大学の医学部附属病院の整形外科で、朝から晩まで手術に没頭しました。

バラエティに富む整形外科手術のなかで、手の外科と脊椎外科、そして関節外科が好きだった僕は、縁あって関節外科を専門にさせてもらいました。主に、股関節とひざ関節の人工関節手術です。

股関節は皮膚から遠く深いので、皮膚のすぐ下にあるひざ関節のほうが〝展開〟が簡単だという周囲の意見がありま

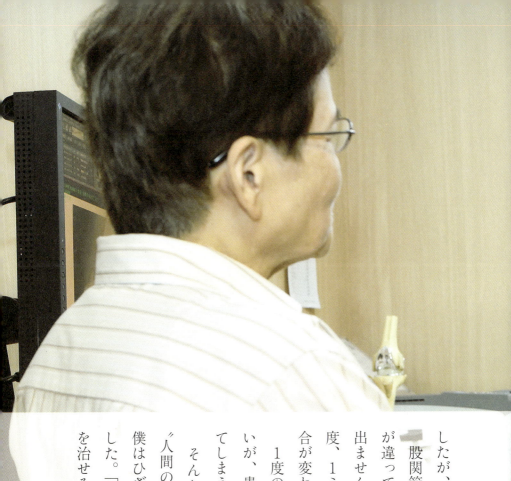

したが、僕には逆でした。股関節の手術は、理想と2~3度角度が違っても、痛みはなくほとんど影響が出ません。しかしひざは理想とわずか1度、1ミリズレるだけで、痛みや歩き具合が変わってしまうことがよくあります。

1度のズレもゆるされない。1度の違いが、患者さんの満足度に大きく影響してしまう。それがひざでした。

そんなむずかしさ、言葉を換えれば〝人間のつくりの精緻さ〟に惹《ひ》かれて、僕はひざを専門に手術するようになりました。「世界の誰よりもきちんと、ひざを治せる医者になりたい」と願いながら。

手術が大好きな僕ですが、２００９年からは外来に初めて来られた患者さん全員に、まず3か月は手術をしない保存療法を勧めています。

「手術をしてください」と言われても、最低2〜3か月はしないで保存療法をしていただくのです。

それは、ひざ痛の多くは、手術をしなくとも、自分の力で解消できると知ったからです。それは整形外科の教科書にはありません。いわば「常識はずれ」です。

でも、そのことは、他でもない患者さんたちから教えてもらったことでした。

僕のひざ人生を振り返ると、忘れられない〝僕の教科書〟のおひとり、92歳女性のDさんが浮かびます。

大学病院に勤務し、人工ひざ関節の手術を究めていた僕に、Dさんは「からだにメスなんて入れなくても、ひざの痛みはとれる」という事実を、身をもって教えてくれました。

Dさんは当初、「ひざをすぐに手術してほしい」と、両ひざがひどいO脚の状態で外来にいらっしゃいました。レントゲンを撮るとひざの内側の軟骨は完全に消失し、大腿骨《だいたいこつ》と

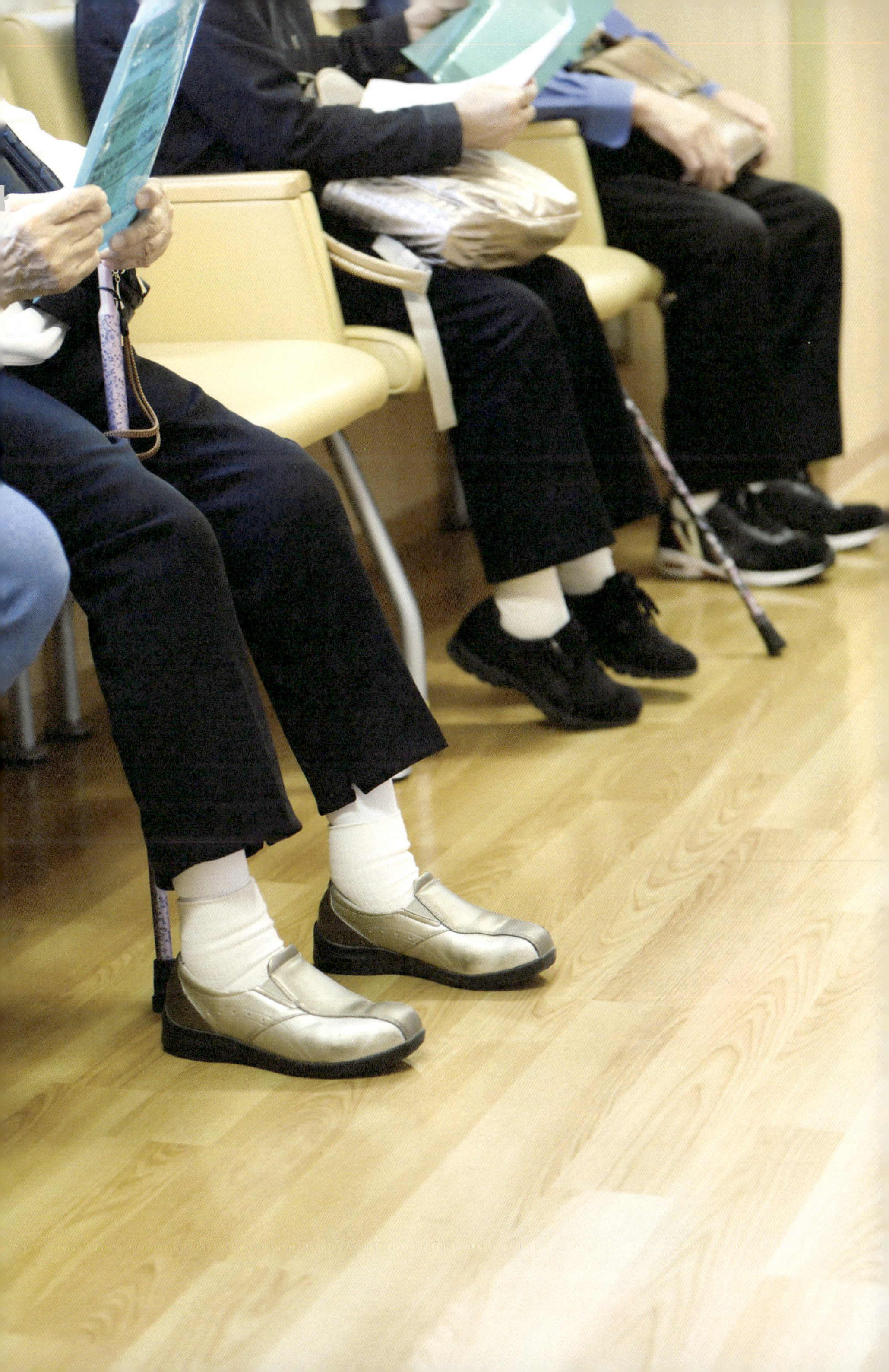

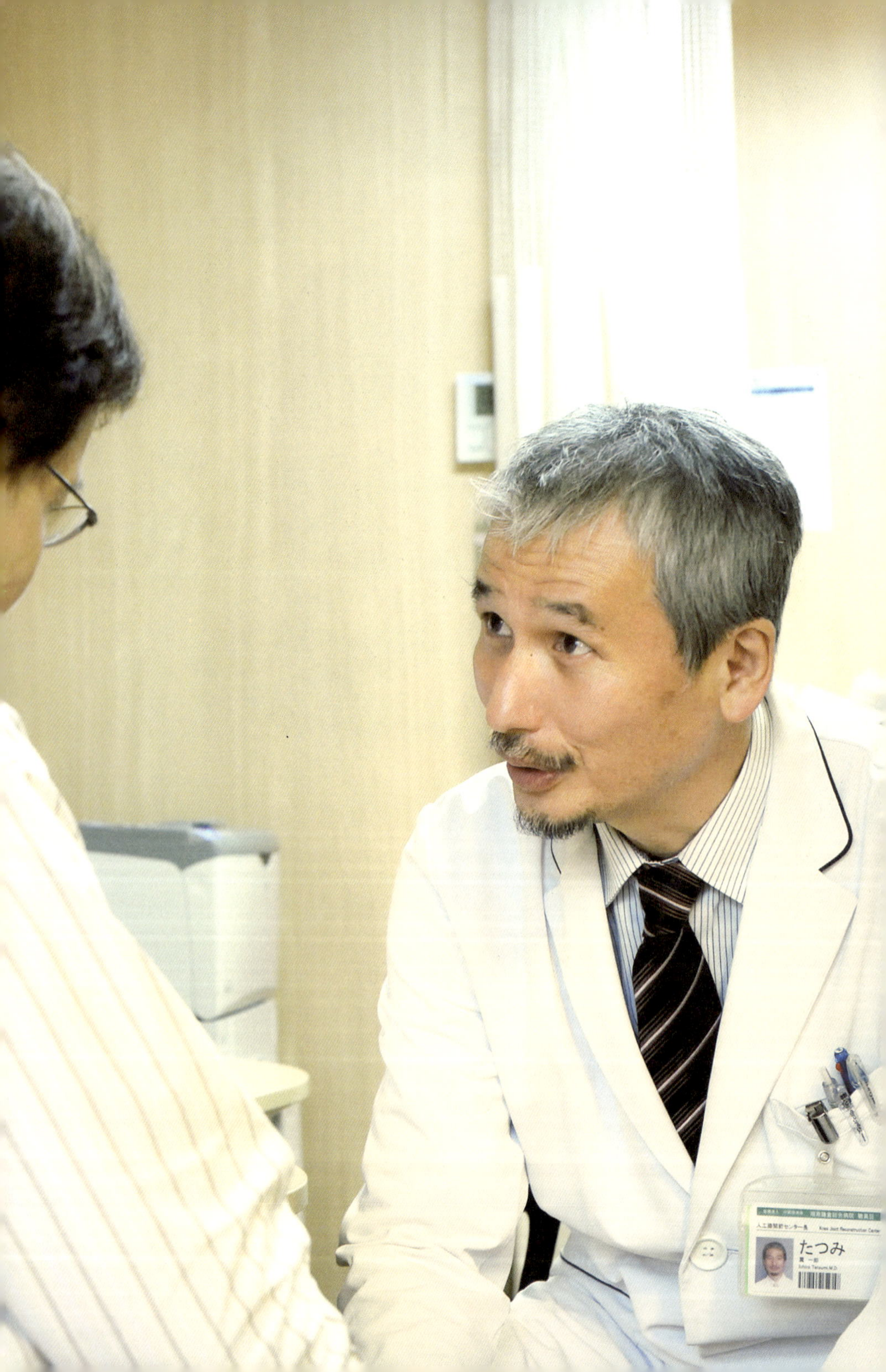
たつみ

脛骨《けいこつ》とが直接ぶつかって真っ白になっていました。もう15年も痛み止めと湿布、ひざ関節注射を繰り返し、それでもダメで来院されました。

92歳とご高齢なので手術に耐えられるのかどうか、まずからだじゅうを調べました。すると、ひざの痛みによって長いあいだ歩いていないためか、太ももの筋肉（大腿四頭筋）が弱り、まるで霜降り肉のような〝脂〟になっていました。

もちろん、すぐに手術することはできます。しかし、太ももの筋肉がない状態で手術しても、すぐに歩くことはできません。

筋肉が少なくなっている以外は、肝臓も心臓も腎臓もお元気な状態でした。それで「太ももの筋肉を鍛える」「ひざに負担のかかる歩き方を正しい歩き方に変える」「ひざにとって負荷となる体重を減らす」ということを3か月やってみましょうと提案しました。

彼女は92歳でしたが、まだまだ生きる気力にあふれておられ、早く手術をしてもらうためにと、僕との約束を守ってくれました。

そして初診から3か月後に来院されたとき、彼女のひざの痛みはほとんどなくなっていたのです。レントゲンを撮ると初診時と同じく軟骨は完全に消失していたのに、です。

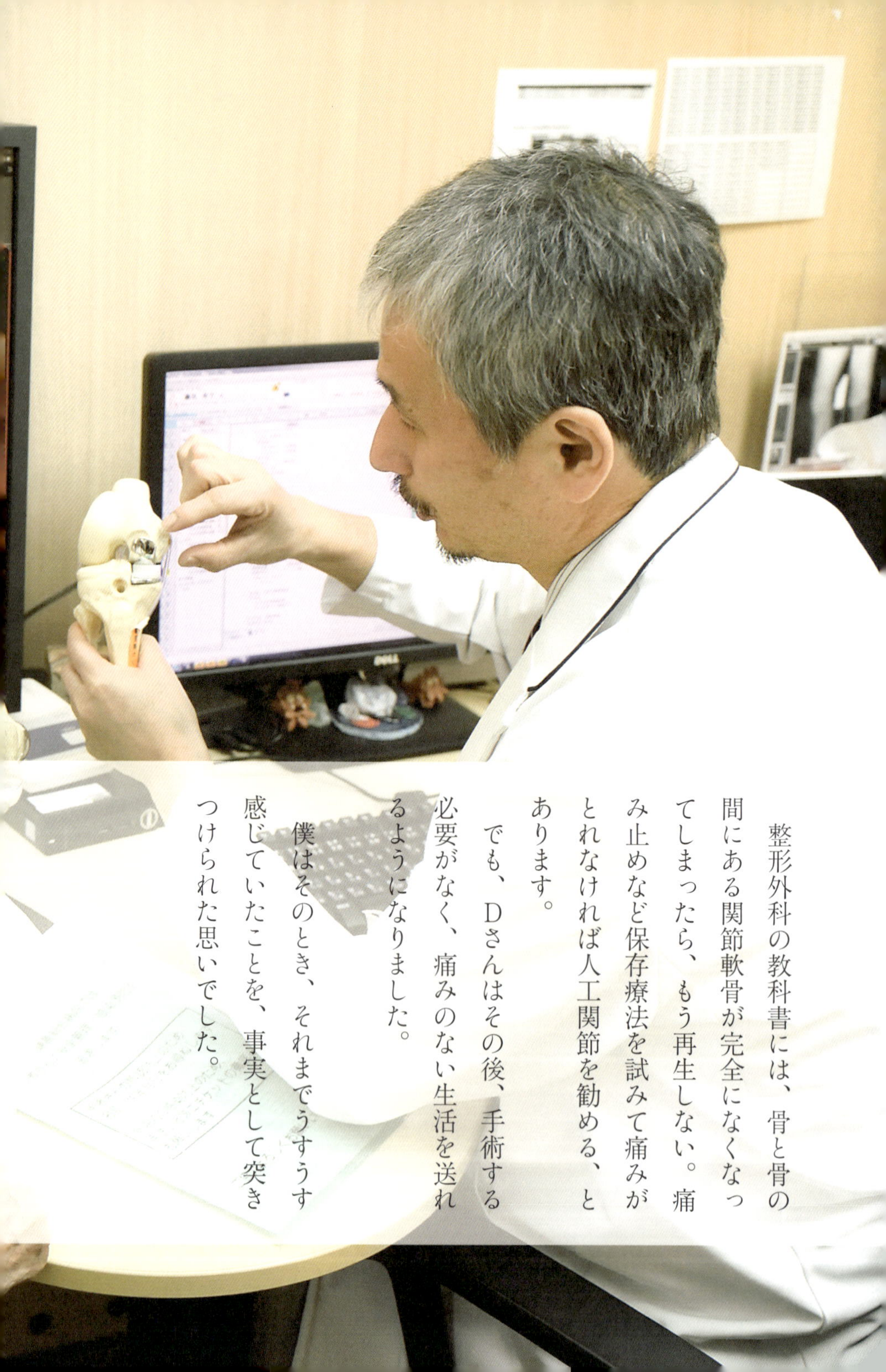

整形外科の教科書には、骨と骨の間にある関節軟骨が完全になくなってしまったら、もう再生しない。痛み止めなど保存療法を試みて痛みがとれなければ人工関節を勧める、とあります。

でも、Dさんはその後、手術する必要がなく、痛みのない生活を送れるようになりました。

僕はそのとき、それまでうすうす感じていたことを、事実として突きつけられた思いでした。

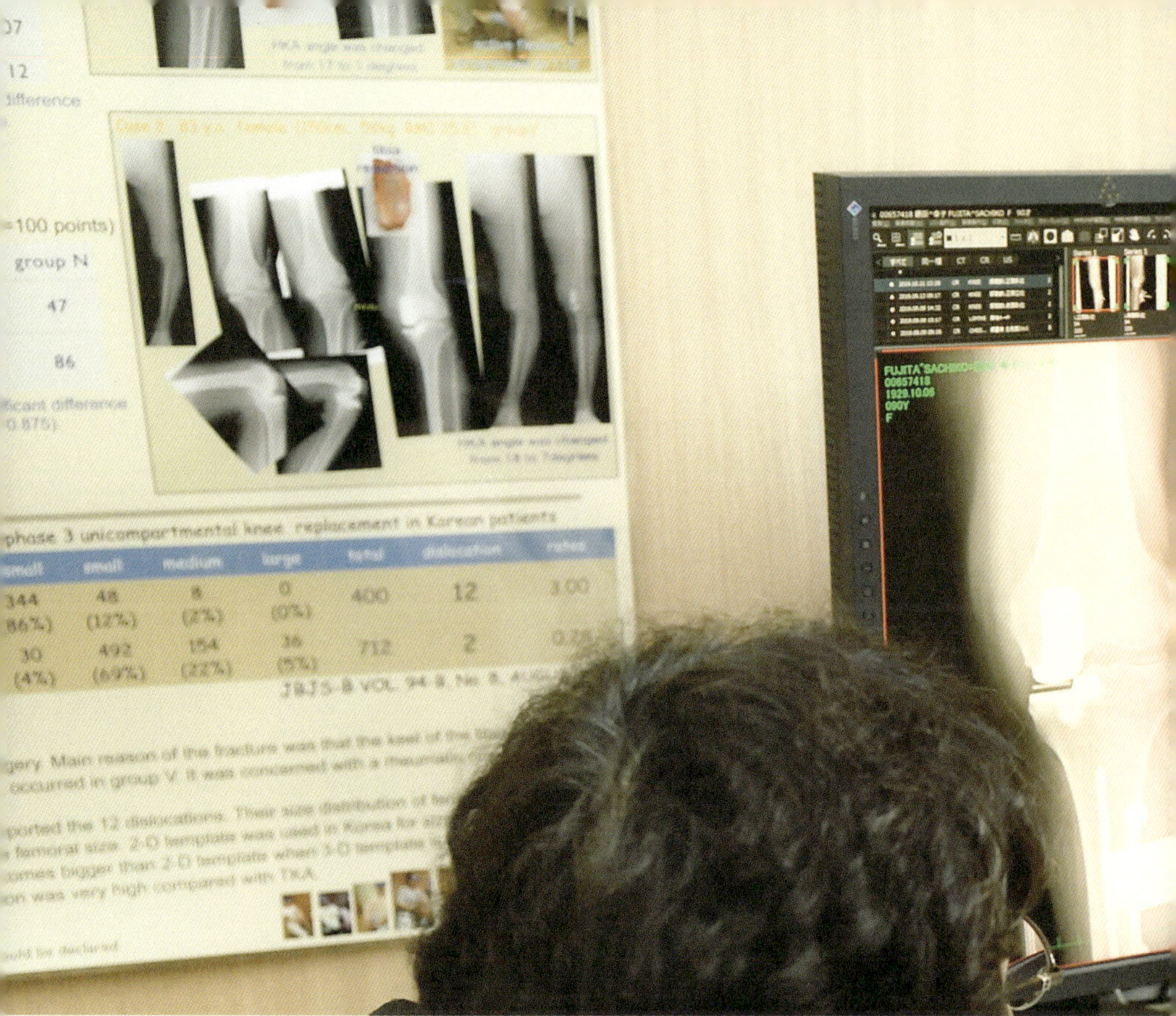

医者は全員教科書どおりの医療をします。教科書や学会でつくったガイドラインに沿うということで一定のレベルの医療を提供してきたのは事実でしょう。

でも過去を振り返ってみると、その教科書やガイドラインはときどき間違うこともあり、実際に書き換えられてきた歴史もある。

だから、教科書を鵜《う》呑《の》みにしてはならない。

疑わない医者ばかりでは、医学は進歩しない――と。

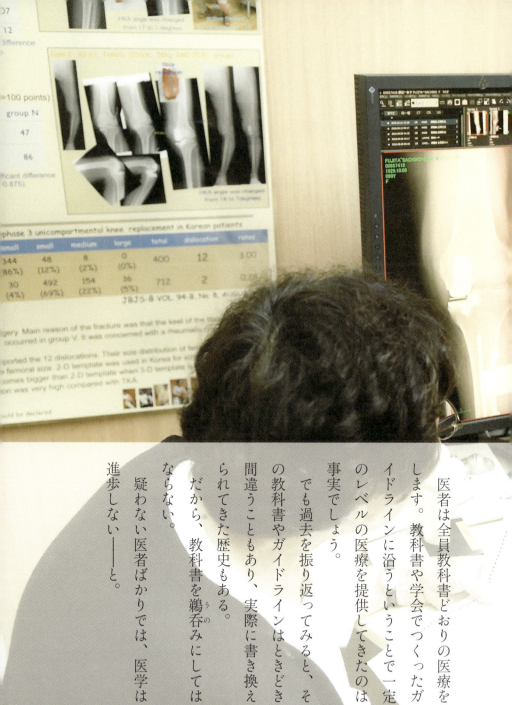

そう、ひざ痛の多くは、手術をしなくとも、自分で解消できる可能性があるのです。

1万人超の「足腰」を見てわかったこと

もちろん、これはDさんだけに限った話ではありません。彼女のような末期変形性ひざ関節症（ひざOA）の患者さんの多くは、手術しなくても、痛みなく歩けるようになる可能性があります。**現に僕たちのチームは、いままでに3000人以上のひざの痛みを、この方法でとってきました。**

初診で当院を訪れる患者さんは、早く痛みから逃れ、自分の足で自由に歩きたい一心です。現代の整形外科の常識に基づいた考えからは、みんな手術しかないと思って来院されます。そんな方にいくら口で「ひざ痛の多くは、手術をしなくとも、自分の力で解消できる可能性がありますよ」と説明しても、にわかには信じてもらえません。

そこで2010年から、初診に来られた方全員に1時間のレクチャーをして、患者さんとご家族に3つの保存療法を理解していただくことにしました。

この保存療法は、のちに手術を選んだ方にも、よりよい術後経過が得られるというメリットがあります。そのことを懇切ていねいに説明すると、3か月ならがんばってやってみるかと聞き入れてくださる患者さんがほとんどです。

そして、初診から3か月後、痛みが半分以下になった人は、あと半年続けてみます。痛みが1割しか減らなかった人には手術の日をご案内するということにしました。

この作戦は、大成功でした。「いままで、そういった保存療法はやってきたがよくならなかったからやる気はない」という方も、ご自身の変化に驚かれ、続けられる方が出てきました。

ひざの変形が高度で、手術しかないという方も、3か月取り組んでいただいたことで手術後の、退院までの時間が短くなりました。

僕自身はお伝えしたように、「大の手術好き」で執刀に生きがいを持っています。ひざの激痛で歩けなくなり車椅子で来院された方が、術後1、2週間後には一本杖で歩いて帰られるという、ちょっとした奇跡をチームで生み出せる最高の仕事だと思います。

でも、手術には、同時にデメリットもあります。どんなに注意深くしていても、手術後に、感染症、血栓症（脳梗塞、心筋梗塞、肺梗塞）などを引き起こしてしまうこともあるのです。これらの落とし穴を巧みに避けて、歩けるというゴールをめざします。

そもそも、僕らのからだの精緻さは、まるで奇跡。からだに備わる奇跡的なメカニズムは、感動してしまうほどで、**人間のからだは自分で自分を元どおりに治すシステムを持っている**ことを日々見せつけられます。それを有効的に働かせることが大切です。

きわめて精巧につくられた人体のすばらしさ。それを肌身で感じている僕には、「ひざが痛んだら、すぐ手術！」なんて安易には思えないのです。どんなに精密に作られていたとしても、人間が作った〝製品〟が、精緻な人体に勝てるわけがない、と。

僕たちのチームは、最先端の人工ひざ関節手術の技術をいつも研鑽しています。しかし誰もが、ひざにメスを入れずに、持って生まれたひざで一生を生き抜くことができる可能性があります。それで治癒することが一番。

でも、手術するのが悪いとはもちろん思っていません。貴重な残りの人生を無駄に使うこともいけませんから。ですから最低3か月間、いままでとコロッと生活を変えてもらい、それで治らない場合は我々のチームに任せていただく。そんなふうにお伝えしています。きっちりとした手術で痛みなく歩けるようになることは、二番めの有効な治療法です。

病気や不調の「原因と結果の法則」

一生、自分の足で歩き続けるために。

人生100年時代と呼ばれるなか、からだを長持ちさせながら、痛みも不調もなく、心地よい毎日を送るために。

そのためにあなたが取り組むべきこと――それをこの本ではご紹介してまいります。

それは、ただ単に「こんな体操をすれば元気なままで長生きできますよ」「これをやればあっという間に痛みがとれますよ」というたぐいのものとはちょっと違います。

というのも、いちばん大切なのは、「意識から変えていく」ということだから。

100年でも長持ちするからだで、いつまでも自分の足で歩き、健康長寿をかなえたいというとき、最も大切なのは、「自分のからだへの意識」だと思うからです。

そのなかでも、**「原因を見て、それと向き合う」**という意識です。痛みや不調という結果ばかりに追われるのではなく、**「この痛みはどこからきているのだろう」「原因は何だろう」**という視点を持つということです。

これまで、ひざが痛いというとき、あなたはどう行動してきたでしょうか。

「ひざに効くとされるサプリメントを飲む」「とりあえず、近所のお医者さんに行く」「薬局で痛み止めをもらって飲む」「有名な先生を探す」――でしょうか。

あたりまえの話に聞こえるかもしれませんが「ひざが痛い」という〝現実〟には、必ず〝原因〟があります。その〝原因〟をきちんと知り、対策を立て、実行すれば、ひざの痛みはとることができます。

つまり「ひざが痛い」という現実は、なんらかの〝原因〟の〝結果〟なのです。

「原因があるから結果がある」というのが、自然界における法則です。

〝原因〟を正せば、〝結果〟はもちろん変わります。

ですから、痛み止めを飲んだり、サプリを飲んだりして、〝結果〟だけを変えることには、はっきりいって意味がありません。原因がそこにある限り、結果はまた同じように再現されるからです。このことが今回私がお伝えしたいすべてだといってもいいでしょう。

原因をそのままに、逃げようとか、見ないようにするのではなく、〝原因〟をきちんと知り、取り除いていく。この本はそんな本だと思ってください。

次章以降では、ひざの痛みの原因、そしてひざのつくりやしくみについても、できるだけやさしくお話ししていくつもりです。

ですからあなたも、「いま私の目の前の現実をつくっている原因はなんだろう」という目で、ご自身を見直してみてください。

僕が思うに、病気や不調の「原因と結果」に目を向けることは、本当の意味で、長持ちするからだでいつまでも健やかに暮らすための、大きな一歩に他なりません。

からだのことを知って、正しく使う。

あなたも自分の足腰で、１００年でも長生きできるからだを実現できます。

軟骨が消失したひざ痛の46％の人が「手術せずに」歩けた

僕の患者さんは、全国津々浦々から来てくださいます。メディアで僕の存在を知ったり、患者さんの成功談を聞きつけたりして、やってきてくださいます。ただ、どんなに遠くにお住まいの方に対しても、すぐに手術はしない、という原則は変わりません。「交通費がもったいないから、即手術！」という〝特別扱い〟はありません。

先にもお話ししたとおり、人工膝関節センターでは、初診で来られる患者さんと、そのご家族に集まってもらい、初診説明会を受けるということがルールです。そこで、ひざのつくりや痛みが起こる原因、痛みのとり方などについて、しっかりと約1時間、説明をしています。

「人工関節って、要は〝金属〟でできているんです。でも、ひざは神様につくってもらった精巧なもの。できることなら、このまま使わせてもらうのが理想的だと思いませんか？できれば手術せず、からだに人工物を入れず、ひざの痛みを治せたら最高ですよね？」

もちろん、患者さんからの反応はさまざまです。それはそうでしょう、僕のところに来る患者さんは、もう手術しかない、と言われてお来しになる方がほとんど。なるべく評判のいい医者に手術を執刀してもらおうと、いらっしゃるわけですから……。

「本当に切らないで治るんですか？　なんだか夢みたいな話で信じられません」

「かかりつけのお医者さんには、『もう手術するしか方法はない』と言われたんですよ」

「これ以上、待てません！　1分でも早く、手術で痛みをとってほしいのに！」

そうおっしゃる方に、僕は、次のようなお話をします。

「手術なんて、予約さえ入れてもらったら、すぐにできるんです。僕たちは〝手術屋〟ですから、人工ひざ関節なら、いつでも最高のコンディションで入れる準備があります。世界でいちばん具合よく入れるよう、常に技術を磨いていますから、そこは心配しないでください。でもせっかくですから、手術は最後の手段としてとっておきましょう。この10年間で、関節軟骨が完全になくなった人でも、メスを入れずに3000人の人が、保存療法で痛みをとってきたんです」

患者さんの顔がぱっと明るくなります。

「僕のことは〝手術屋〟というより〝ひざ屋〟だと思ってほしいんです。手術に限らず、いろんな方法を皆さんにご提案できるんですから。今日からまずはあなたも、〝切らない方法〟に挑戦しませんか。といっても『ひとりでがんばれ』なんて、冷たいことはいいません。僕も、あなたと一緒に取り組みます。治るまで伴走します。何かあれば、いつでも診察室に来てください。それに、ここに集まってくれた皆さんは、今日から〝ひざ仲間〟じゃないですか。励ましあって、楽しくいきましょうよ」

ここまでお話をすると、多くの患者さんがやる気になってくれます。最後に「帰ってから行うこと」を約束してもらい、説明会はお開きとなります（この「約束」こそ、この本でご紹介していくことです）。

そして、３か月後。患者さんを個別に診察し、痛みの具合をお聞きします。「約束を守り、痛みが半分、もしくは10〜20％程度になった人」は、それでＯＫ。その調子で約束を守り続けてもらうと、手術なしでひざの痛みから卒業できることになります。

３か月後に「ご卒業」となる方々は全体の46％もいらっしゃるのです。

このデータは、２０１１年、「JOURNAL OF CLINICAL REHABILITATION vol.20」（医歯薬出版）という医学雑誌に発表した数値です。初診患者の１５７９名のうち、46％が「痛みが改善した」、残りの54％が「痛みが変わらなかった」と答えています。

とはいえ「痛みが変わらなかった」理由には、「約束に真剣に取り組まなかったから」もあるようです。そのような人たちには、再び「３か月」という期限を区切ってチャレンジしてもらいます。いわば〝敗者復活戦〟です。そのうちに、痛みが減り、痛みから解放される人も出てきます。

それでも「やっぱりよくならない」という場合。ようやく手術に踏み切ります。

一方、「約束」をまったく守ろうとしない人には、説明会からやり直してもらうこともあります。なぜなら、これは患者さんと僕との「約束」だから。僕も手術のときは、一生懸命なのですから、患者さんにも真剣に取り組んでほしい。先にもいったように、たとえ手術だけ施したとしても、原因が変わらないことには、同じようなことをずっと繰り返すことになるでしょう。

手術をせずにひざの痛みが解消し、歩けるようになる人がたくさんいらっしゃる一方で、いま現在でも3割の患者さんは、私が提案したことは行わず、手術を早くしてと来院されます。「やりたくない」患者さんもおられるというわけです。

僕はたくさんの方々とお話ししながら、それが人間なんだと理解を深めていきます。いかに知識として入ったとしても、実践すること、そして自分を変えることは、人生では最大の難関であるということなのかもしれません。でも、それだって自分の選択です。

手術せずに歩けるようになりたいから、保存療法に取り組むのも、ひとつの選択。そして、早く手術をお願いします、というのもひとつの選択。

それでも、**痛みという「結果」だけを見ることから、痛みの「原因」に目を向ける。**そんなふうに患者さんの意識が変わることを、僕はできるだけ気長に待つことにしています。

ひざの痛みが日常生活を不便にすることはありますが、命に別状はないですからね。

そのうえ、3か月間がんばることで、想定外の健康効果という「おまけ」がもれなくついてくるのです。

それは「ダイエット効果」です。といっても「やせてキレイになった」というような、〝見た目レベル〟の話ではありません。「血糖値が正常化して、それまで飲んでいた糖尿病治療の薬を飲まなくてよくなった」といった患者さんもたくさんいらして、僕は本当にうれしいかぎりです。**そもそも、ひざの痛みと糖尿病って、原因を突き詰めると〝兄弟〟のような関係。**一方が治ると、もう一方もつられて解消することは十分ありえるのです。


この本では、そういった健康で長生きをかなえる足腰をつくるために必要な、からだの使い方を、全般的にお伝えしていこうと思います。

100年長持ちする足腰のための、からだの使い方、食べ方、生き方——あなたの健康長寿のお役に立てたら幸いです。

100年足腰●目次

プロローグ

第1章 100年長持ちするからだ——本当は誰もが死ぬまで歩ける

第2章

100年動けるからだ
——筋肉を復活させて正しく動かす

第3章

100年元気な食べ方
——食べすぎは「病」である

第4章
100年生き抜く考え方
——原因思考でからだを見つめる

ブックデザイン　萩原弦一郎（256）
体操ページデザイン　野口佳大
写真　草野裕司
モデル　平未歩（SATORU JAPAN）
ヘアメイク　竹内美紀代
イラスト　吉川ゆき
本文DTP　二階堂千秋（くまくま団）
2-3P写真　たっきー／PIXTA（ピクスタ）
構成　山守麻衣
編集協力　乙部美帆
編集　橋口英恵（サンマーク出版）

第1章

100年長持ちするからだ
——本当は誰もが死ぬまで歩ける

人はなぜ、歩けなくなるのか？

「ひざの痛み」や「腰痛」、「肩こり」など、からだのトラブルはなぜ起こるのでしょうか。

いまあらわれているトラブルの「原因」を見つけるところから始めましょう。

本当のことをいうと、からだは、正しく使えていると、問題は起こりにくいものです。

機械や家電製品も、取り扱い説明書のとおりに使っていて、故障することはそうありません。トラブルが起こるのは、「説明書に載っていないような使い方をしたとき」。からだも本来同じです。

長年にわたり、間違ったからだの使い方を続けていると、そのサインとして、からだは「不調」を訴えるようになります。

やっかいなのは、からだには「取り扱い説明書」が存在しないこと。そして、自分では正しいと思いながら「間違った使い方」をしていることです。

学校で体育の授業はあっても、「正しいからだの使い方」なんて、習った覚えはないはずです。ただ年齢を重ねる過程で、「こうすれば、肩こりになりにくい」「私はこの姿勢が疲れにくい」などのルールを経験的に体得してきた人もいるでしょう。

本書は、「一生自分の足で歩くこと」をゴールにした、いわばからだの取り扱い説明書です。こんな話をすると決まって、「年をとって筋肉が減ってしまったからしかたがないでしょう」と言う人がいます。

「年齢を重ねたら、誰でも筋肉が落ちて動けなくなる」と開き直ったり、あきらめてしまったりする人が後を絶ちませんが、「筋肉が落ちた」から、「動けなくなる」わけではないのです。それでは原因と結果が、正反対。

まず、からだの使い方を間違えているから、痛みが出て動かせなくなり「筋肉が落ちる」。僕に言わせればそれが正解です。「動く」かどうかは、自分の気持ちひとつ、正しく動かすかどうかは、意識ひとつです。**正しく動かしている限り、筋肉はその年齢に適正な質と量を保つものです。**

筋肉を取り戻すために今日から突然ジムに通い、トレーニング機器で筋トレを始める必要はありません。暮らしの中で、「姿勢を正しくすること」「からだを正しく使うこと」を意識して動けばよいのです。

誤解をしている人がとても多いのですが、からだに一時的に大きすぎる負荷をかけて、筋肉を短期で増やそうとすることは、「健やかさ」とは無関係です。ムキムキの筋肉は「筋肥大」の状態で、「健康的」とはいいかねる状態です。

たとえば筋トレする動物を聞いたことがありますか？「速く走れる動物」はいますが、トレーニングの末に速く走れるようになったわけではありません。高度に文明化された人間だって、もとは野生動物です。

人としての本来あるべき暮らしをしていれば、必要な筋力は保たれます。しかし、さまざまな生活様式の変化によって、本来あるべき姿で生きる、ということがむずかしくなっているのも現実です。

「頭が前に来る姿勢」が「歩けなくなる」入り口

長年、数えきれない方々の足腰を拝見するなかで、からだが正しいバランスから崩れていく「最初の入り口」を見つけました。

それは「頭が前に来る」姿勢と、その姿勢で「歩く」ことです。

これは諸悪の根源でありながら、日本人に最もよく見られる姿勢で、中高年の方に限らず、若い人でもこの姿勢になっている人を多く見かけます。

・歩くとき、頭を前に出す

・つま先から足を着地している

そんな歩き方は、ニワトリを思い浮かべるといいでしょう。ニワトリは、大きなからだに不釣り合いな小さな足、いかにも歩きにくそうなデザインです。でも、一生懸命歩こうとするものだから、一歩一歩、足を前に出すときに、頭を小刻みに前方へ振ることになります。あれは、重心を前に移しながらラクに歩くための歩き方です。

このようなニワトリの歩行にヒントを得て、「前傾姿勢で頭を振りながら進む歩き方」のことを、僕は「ニワトリ歩き」と呼んでいます。

多くの人は、歩き出す前の瞬間から、ニワトリのように頭が前に突き出ています。スマホを常に見る人も、姿勢が前傾ぎみになっていて、頭が前に飛び出しやすくなります。

頭が前に飛び出ていると、肩や首はこりを生じます。通常の位置よりも前に出てしまった頭を支えるために、背中から首にかけての僧帽筋《そうぼうきん》が緊張するから（38ページ）です。

頭部は、その重量が体重の約13％といわれているほど、「重い」ものです。体重54kgの

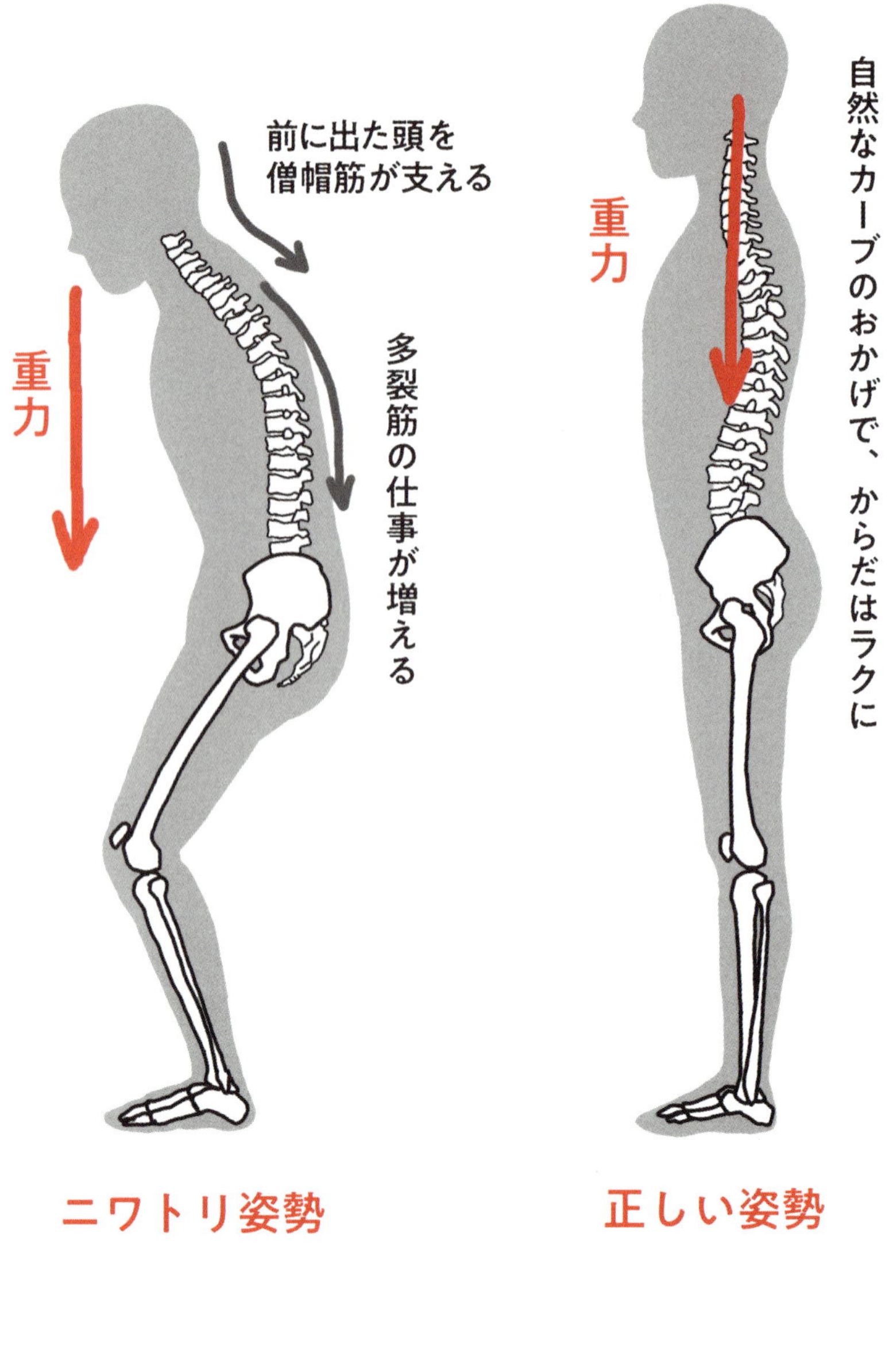
前に出た頭を
僧帽筋が支える
重力
多裂筋の仕事が増える
重力
自然なカーブのおかげで、からだはラクに
ニワトリ姿勢
正しい姿勢

方だと、およそ6～8kg程度。脳脊髄液の中に浮かぶ脳神経や、脳を保護する頭蓋骨からなる頭部。これが骨盤を延長した肩の上に載っていれば問題はないのですが、少しでも前に出ると大変なことになります。

地球の重力が頭部を引っ張るため、僧帽筋がそれを支えることになります。頭部は脊椎の端っこですから、脊椎全体がこの僧帽筋を応援し、深層筋（インナーマッスル）がずっと余計な仕事をすることになるのです。

頭の位置が前にあるあいだじゅう、それを支えるためのたくさんの筋肉群がずっと仕事をします。頭が10度傾くと筋肉群の負担は2倍。30度傾くと3～4倍との報告もあります。

肩がこりやすいという人が、たいてい頭の位置が前に出ていることが多いのはそんな理屈です。肩こりで腱引《けんぴ》きをするという昔の人の知恵がありますが、この僧帽筋の停止部をマッサージします。常に仕事をしている僧帽筋をいたわるのですね。

頭が前に出ることの弊害は肩こりだけでは終わりません。頭の次には上肢のバランスが崩れ、その不整なバランスは下肢バランスの崩れへと続きます。**図のように、正常な脊椎は頸椎《けいつい》が前彎《ぜんわん》、胸椎は軽い後彎、腰椎は自然の前彎があります。この自然の脊椎カーブが**

あるために、からだはしなやかなバネの働きをして、ストレスを吸収できています。

しかし頭が常に前に出ることで、頸椎は直線に、胸椎は後彎（いわゆる猫背です）となり上肢バランスが崩れます。脊椎は最後に骨盤に接続しますが、腰椎が後彎することで骨盤は後ろに傾きます（後傾《こうけい》）。

骨盤は本来、前に傾いているのですが（前傾）、骨盤が後傾することで下肢のバランスが崩れていきます。まず太ももの骨である大腿骨が骨盤に対して伸展《しんてん》し、外旋《がいせん》（ガニ股の方向に大腿骨が外側へ向いてしまう）します。その結果ひざ関節は伸ばしにくくなり（軽度に曲がる）、O脚になります。足は外側を使うようになり、爪先が上げにくくなります。

頭が前に出ることで、首、肩、背中、腰、股関節、ひざはもちろん、足の先まで影響が及ぶわけです。爪先が上げにくくなると、道路や床の小さな突起につまずき前に転倒しやすくなります。

僕のところにやってくるひざ痛の患者さんの歩き方をチェックしたところ、ほとんどの人がこの歩き方をされていました。

ニワトリ歩きの程度はさまざまです。まだひざ痛がない人も、この歩き方で歩き続ける限り、いつかひざ痛をはじめとする、足腰の不調に悩まされることになります。この諸悪の根源ともいうべき歩き方を、自分で改善できる方法を、僕はずっと考えてきました。

人体の最高傑作「軟骨」は再生する！

人のからだに200ほどある関節の中で、ひざはその構造上、大きな負荷がかかることがわかっています。平地を歩くときで体重の5倍、階段を降りるときには8倍の力がかかります。これは2008年アメリカ整形外科学会（AAOS／American Academy of Orthopaedic Surgeons）で報告された値です。

60kgの体重の人が歩くときには300kgの力でふたつの骨が当たるわけです。

人体の中でひざの関節が、なぜ体重の数倍の重さに耐えられるのか？

ひざが過酷な仕事に耐えられる理由は、ズバリ「軟骨」にあります。

骨は硬い組織で、たとえるならお茶碗です。お茶碗の上に、お茶碗をガチャンと載せたら割れてしまいますね。でも間に濡れた布巾をはさめば割れません。この布巾の仕事をしているのが軟骨です。

ひざの軟骨には2種類あり、ひとつは大腿骨と脛骨《けいこつ》が接する表面にある関節軟骨（硝子《しょうし》軟骨）。そしてふたつの骨を安定化させるため、間にある半月板を構成する線維軟骨です。

正常な関節部分の表面は、硝子軟骨というなめらかな層で覆われています。軟骨には神経や血管がありません。9割近くが水分で、関節に加わる衝撃を吸収し、関節をなめらかに動かしています。さらにどの関節も、関節包《かんせつほう》という袋状のもので包まれ、その中に関節液が入って潤滑を助けます。関節包の内側には滑膜《かつまく》という膜があり、その滑膜細胞から関節液が分泌され、軟骨細胞の栄養補給と関節の潤滑を行っています。

また、ひざ関節には三日月形の「半月板」という線維軟骨があります。これはひざ関節の内側と外側にあるC形をした板状の組織で、衝撃吸収とひざ関節を安定化する機能を持っています。

スポーツでひざをねじったり、たくさん関節を使うことで変性を起こして半月板が断裂すると、関節内に水がたまって腫《は》れ、膝の痛みが生じるほか、場合によっては半月板の切れた部分が裏返って関節に引っかかり、激痛を伴って動かせなくなる「ロッキング」という症状が起こります。

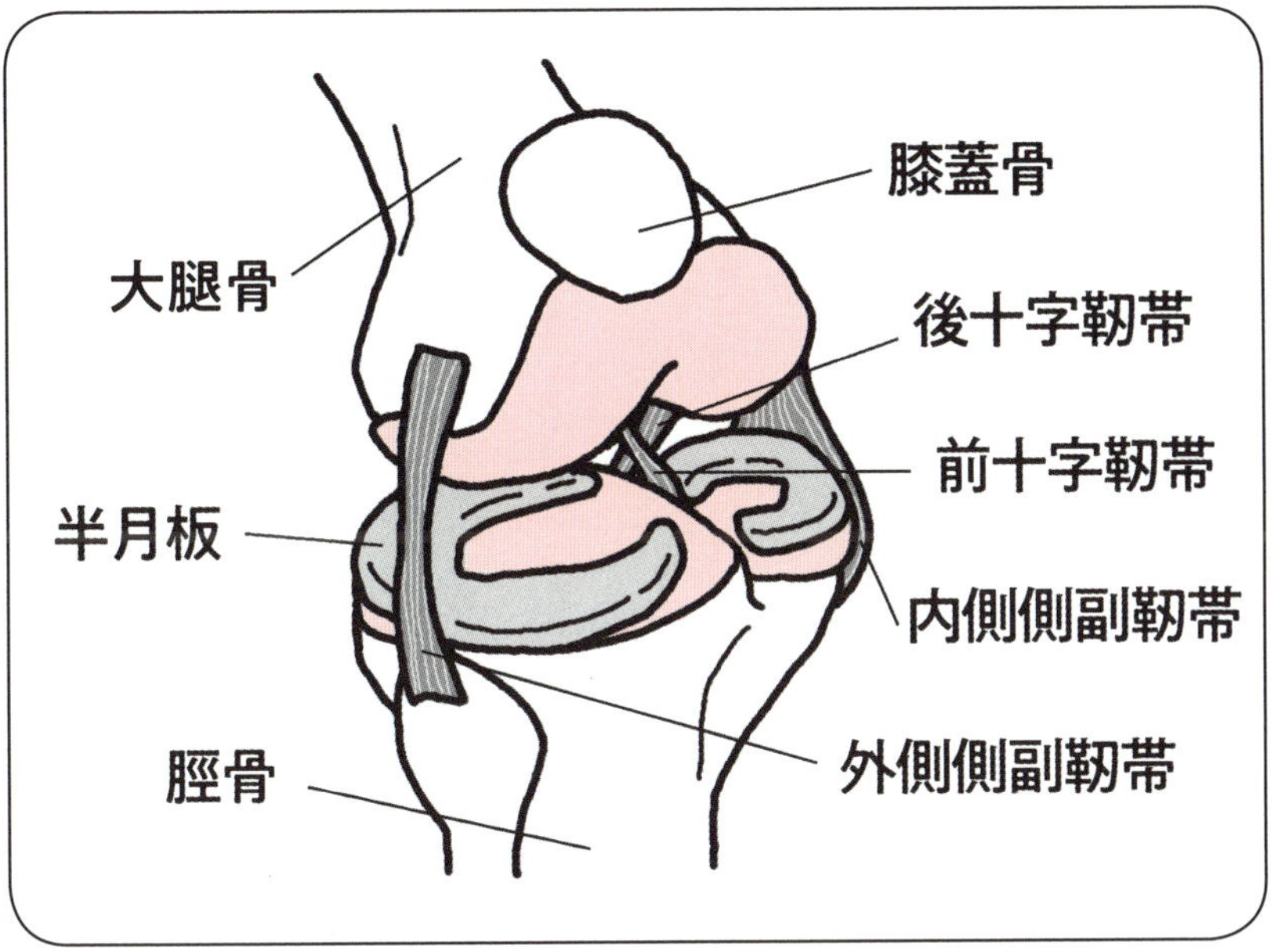
膝蓋骨
大腿骨
後十字靭帯
前十字靭帯
半月板
内側側副靭帯
脛骨
外側側副靭帯

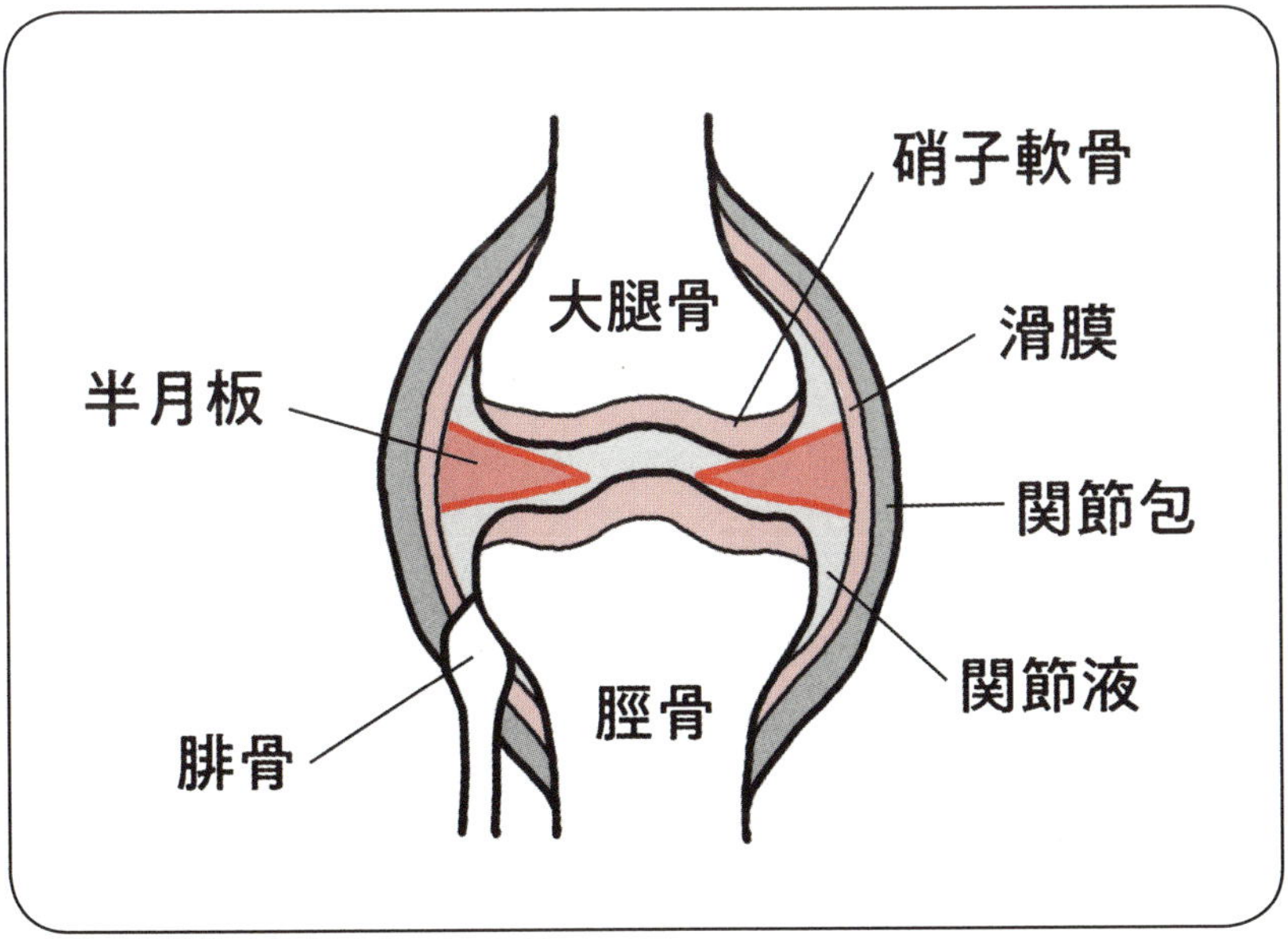
硝子軟骨
大腿骨
滑膜
半月板
関節包
関節液
脛骨
腓骨

骨の端っこにある関節軟骨は硝子軟骨であり、その表面に水分子を吸着できるマイナス電荷を持っています。このマイナス電荷をめざしてプラス電荷を持ったナトリウムイオンが水分子を引き連れて集まります。

関節軟骨の摩擦係数は0・001という最高のツルツル具合なのですが、その理由は水分子を引きつけるこのしくみにありました。

人が作り出した工業製品の金属どうしの摩擦係数は0・3程度ですから、驚異的な「ツルツル具合」を、人は生まれながらにして持っているということです。

軟骨は「すり減る一方で、再生しない」とよく書かれますが、それは間違いです。人間の部品の中で、最初から、ずっと変わらず死ぬまでそのままであるものなど存在しません。同じ形に日々再生しているから、変わらないように見えるだけです。

軟骨も、完全になくなってしまったら生えてこない(再生しない)というだけで、半分や4分の1に減ったところでも、適切にケアしてあげると、本当は元の状態に再生可能です。

ですから、適切なケアとは何かを知る必要がありますが、それは教科書にはあまり書かれていません。本書では軟骨を再生する体操も、後ほどお伝えします。

ひざの痛みは「小さな骨折」だった

軟骨の中には血管や神経がひとつもありません。ですから、軟骨そのものが壊れたり減ったりしても痛みはまったく感じません。

しかし、完全に軟骨がなくなり、骨と骨が直接当たるようになると、お茶碗どうしが当たって割れるように骨が割れます。骨の表面を覆う骨膜には毛細血管や神経がありますから、痛みを感じます。**ひざの痛みは、骨どうしが当たって割れる小さな骨折（微小骨折）で生じていたのです。**

軟骨が完全になくなる前でも微小骨折は起こり始めます。有効な軟骨が残っているときに生じるひざの痛みは、前述の半月板の損傷によることが多く、このころに適切なケアができれば、からだはまだ元の状態に戻ることが容易なのです。

からだは、たとえ元の状態に戻れないほど破壊されたとしても、適切な処置を施します。完全に関節軟骨がなくなってしまった後でも、負荷がなくなり骨どうしが割れない状況になると、関節軟骨の代わりに線維軟骨をつくります。

これはからだのあちこちで起こっていますが、血液の流れが悪くなって障害が修復されにくい場所はすべて線維組織に置き換わります。

たとえば足の裏。ここは血液の流れが少なく、容易に新しい部品が届きにくいところです。かかとや拇指球《ぼしきゅう》のあたりは硬い角質になりますね。これは線維の多い組織にすることで、血流が少ない過酷な環境でも生きていくための知恵なのです。

軟骨のすり減る場所は、脚のタイプや病気によって異なります。

変形性ひざ関節症では9割5分の方が「O脚」であり、「ひざ関節の内側」の軟骨がすり減ります。

これは大腿骨が正常では、脛骨に対して5度から7度内側へ向いて接しているためだと思われます。つまり正常のひざ関節では、9割くらいは内側の軟骨だけで歩いているのですね。

これに対して日本人では100名の変形性ひざ関節症のうち1~2名の割合で見られる「X脚」。この場合は、ひざ関節の外側に力がかかり続けるため、「ひざ関節の外側」の軟骨がすり減ります。X脚は脚の長い人によく見られます。日本人では少ないですが、股関

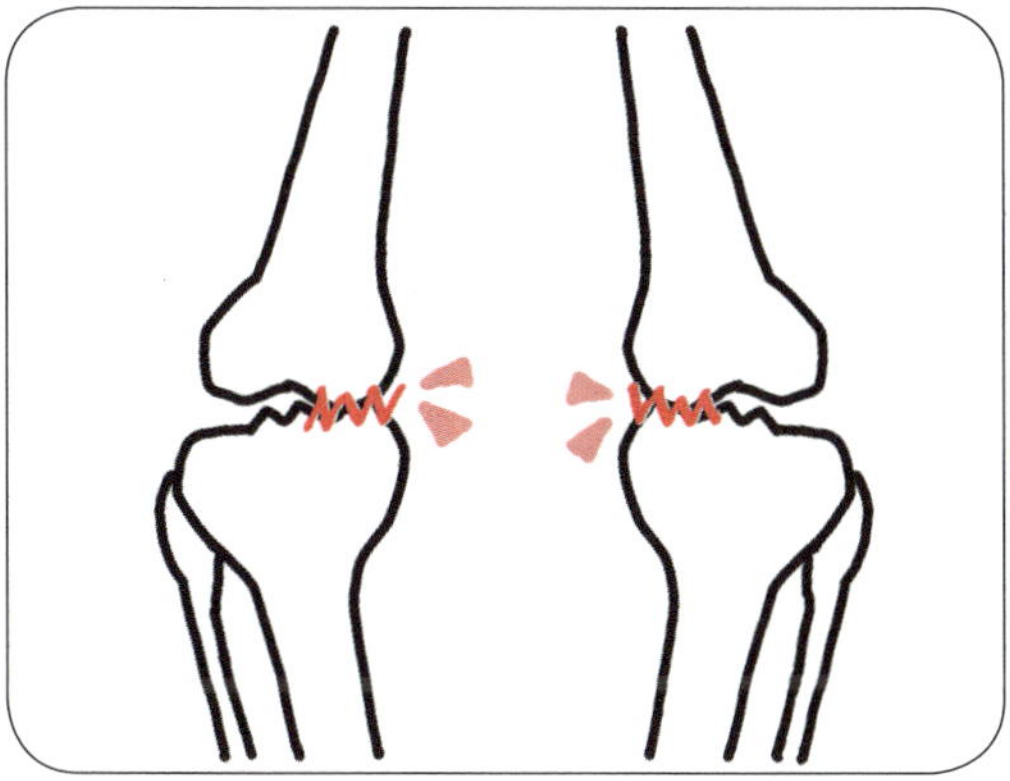

O脚

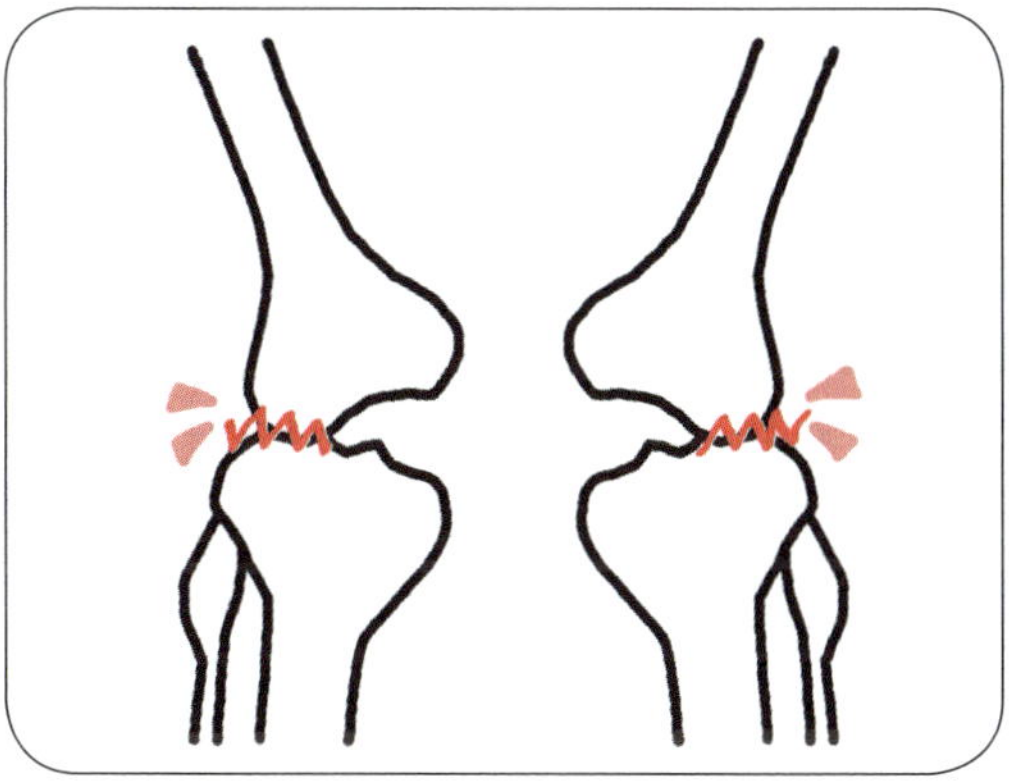

X脚

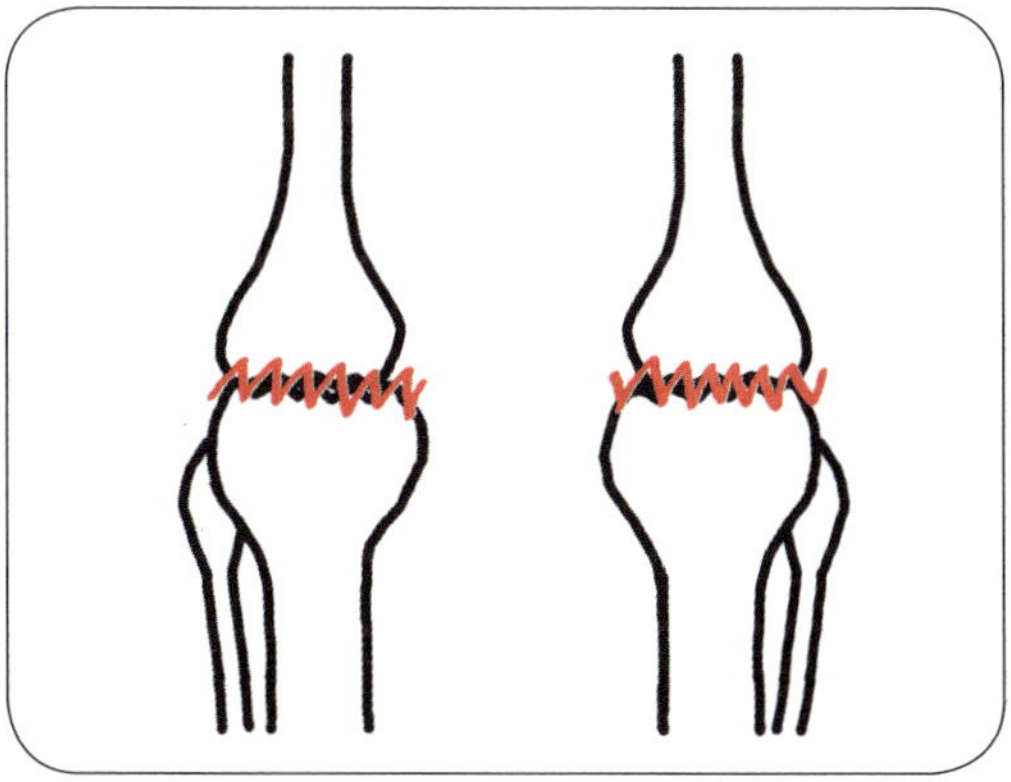

リウマチ

節が悪くて、そちらの脚が短くなっている場合に、反対側の脚が相対的に長くなり、X脚になることがあります。

最も特徴的なのは「関節リウマチ」の場合です。ひざ軟骨の「内側」も「外側」も、すべて破壊され、強く激しい痛みが引き起こされます。これは体重や、荷重で軟骨が摩耗するのではなく、免疫細胞が自分の軟骨を破壊するためです。

本当にきれいに軟骨だけを食べてしまうために、骨どうしはぴったりくっついたようになります。リウマチも末期になると骨どうしが握手をして、関節が固定状態になってきます。そうなればまったく痛みが消失します。その代わりに関節は曲がりも伸びもしない固定状態になります。

いずれのケースでも、「軟骨がどれくらい、どこに残っているか」を調べ、治療法を検討します。「軟骨は少しでも残っていると、再生する可能性がある」という事実は、大切な視点になります。

ひざの痛みに「波」がある理由

ひざ痛で病院を訪れる人の多くは、診察するとこんなことをおっしゃいます。

「歩き始めが、痛い」「階段を降りるとき、ひざが痛い」

なぜ、歩き始めや階段を降りる動作のときに、痛みが生じるのでしょう？　痛みの瞬間、ひざ関節の中ではいったい何が起こっているのでしょうか？

激痛の理由はシンプルです。向き合っている骨の端っこどうしが当たり、「微小骨折」という小規模の〝骨折〟が起こるからです。

僕たち整形外科医が使う「骨折」という言葉の定義は、骨の硬い殻である骨皮質に連続性がなくなった（そこで切れたり割れたということ）状態です。微小骨折は骨の表面だけの不連続性であるため、骨の軸がズレたりしていないため、歩行は可能です。しかし前述のとおり、骨皮質には骨膜があり、ここに知覚神経があるので痛みが生じます。

「明日、病院に行かなければ」と思ってその日は休むものの、微小骨折の症状は一晩たつと軽くなります。

痛みを受け取った脳が、修復指令を出して、夜のうちに線維化、カルシウムを沈着させて治すからです。朝起きたら、「あれ？　昨日ほど痛くないわ」という具合になります。僕たちのからだは本当に働き者で優秀です。

変形性ひざ関節症の痛み具合には、このように波があるのが特徴です。その波は1日のうちで起きることもありますし、季節ごとで起きることもあります。それは微小骨折の起きる数や場所によるのだと思われます。

いずれも病状の進行は、破壊（微小骨折）の量と修復（炎症、線維化、カルシウム沈着）の量のバランスで起こります。

関節リウマチでも同様で、自己免疫異常による破壊の量と自己修復の量のバランスによって現在の病状が決まるわけです。

変形性ひざ関節症は、誰にでも起こる身近な疾患で、潜在的には「70代の女性の約7割は、変形性ひざ関節症になっている」というデータもあります。

手術しないで「歩き方」を変えて痛みをとる

ひざが激痛を生じるメカニズム「骨と骨が直接当たって割れる微小骨折」――この原因さえ取り除いてあげれば、痛みを遠ざけることができます。

つまりは「骨どうしが当たらないようにする」ことができれば、激痛を取り除くことができます。これは新潟県から来られる3名の患者さんたちから僕が教わったことです。

僕らの診察室には、ありがたいことに全国から患者さんが来てくださいます。地域によって特色があるのか、たまたまなのか、新潟から新幹線で来られる患者さんに、末期症状の方が多い傾向がありました。

骨と骨が当たって、それでも歩いたり仕事をした結果、軟骨だけでなく、脛骨の骨まですり減り、骨欠損を生じている状態です。

そんな新潟からの患者さんで、ほとんど200度を超えるO脚であり、手術を希望された末期の方でも、痛み止めの薬を使うことなく、田んぼへ出たり畑をしたりできるようになった方が3名もおられました。3名とも体重を標準に戻し、歩き方を変えたとたんに症状が軽減しました。

その歩き方は次の第2章で後述しますが、**ポイントはひざを内側に入れて歩くこと。これは、彼女たちのひざのレントゲンを撮るとき、外側からひざを内側へ押して撮る「ストレス撮影」を行っていて見つけ出したことでした。**

53ページのレントゲン図のように、立って歩くときには、内側の軟骨がなくなっていて骨どうしが当たっています。微小骨折が治った後には骨は白く石灰化します。レントゲンで見ると、内側は大腿骨も脛骨も他の部位よりも白くなっていますが、これは折れた骨が治癒するときに、カルシウム沈着が多く起こって真っ白に石灰化し、他の部位よりも硬くなっていることを示しています。

この患者さんのひざを、外側から内側に押さえてレントゲンを撮影したのが下の図です。外側から内側へ、力を加えたことで、内側の関節が開いているのがおわかりでしょうか。まるで軟骨があるかのようです。

しかし実際には、外側から押しているから開いているだけで、この押す力を離すと図上のように、パタンとまた骨どうしが当たってしまいます。

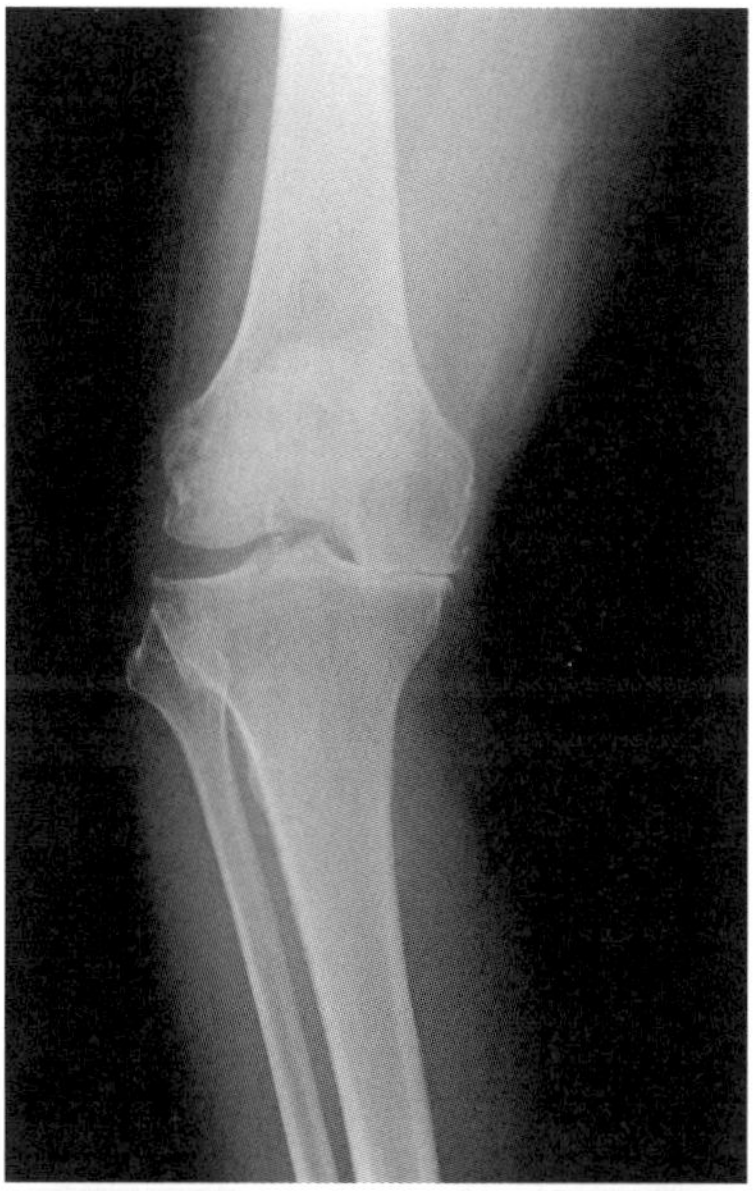

O脚によりひざの内側の軟骨がすり減り痛みが生じている

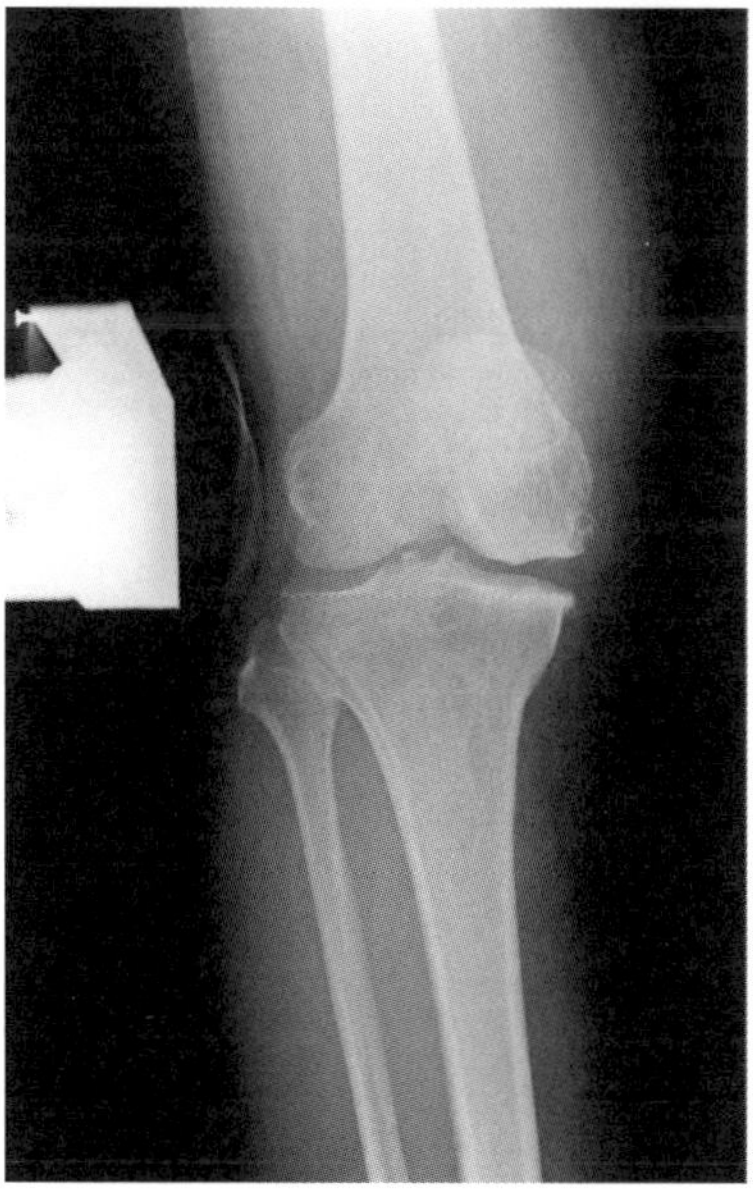

ひざの外側から押すと、骨どうしのすき間が生まれた！

であれば、歩くときに内側にストレスをかけて歩けたらどうでしょうか？

そうです、微小骨折は起こらず激痛がなくなるのです。

この事実から、試行錯誤を繰り返して編み出したのが、「歩く」という普段のからだの使い方によって、「痛みをとる」方法でした。それが「たつみ式・内もも歩き」です。

「手術よりも歩き方で、痛みがとれる？　そんなうまい話があるのか？」といわれれば、答えは「イエス」です。

普段の歩き方によって、からだはつくられていきます。ですから、O脚になるのも、O脚が矯正されてまっすぐになるのも、歩き方しだい。教科書にはない臨床の現場が教えてくれた事実でした。

やせていてもひざ痛が多い、日本人ならではの理由

日本人はたとえ「標準体型」「どちらかというとスリム」でも、ひざに痛みを抱えてい

る人がたくさんおられることを日々感じます。日本人は体重そのもの以上に、姿勢や全身のバランスの悪さによる、変形性ひざ関節症の発症が多いと思えるのです。

そんな仮説で日本人の生活習慣を見ていると、まずニワトリ歩き、つまり「頭が前に出る」姿勢を招きやすい原因が、じつにたくさんひそんでいることに気づきます。

パソコン作業、スマホをいじる体勢（これらは世界共通ですが……）。家事をする人なら、皿洗い、調理、掃除機がけ、お裁縫。農業を生業にする人であれば、草とりから田植えまで、手をからだの前に出し、前かがみの作業の連続です。

一方、欧米人は、日本人に比べて姿勢が前傾しにくい気がします。これは、欧米人のひざの手術に多く立ち会い、執刀もした僕なりの実感で、腰が曲がっている「前傾姿勢のひどい欧米人のお年寄り」をほとんど見たことがないのです。

姿勢の面では、年齢を重ねても、とても優秀なのかもしれません。頭が骨盤の上にちゃんと載って背筋を伸ばしている。ただし欧米人はほとんどの人が「肥満体型」です。湘南鎌倉病院へは横須賀の米軍基地や座間、厚木からも欧米人の患者様が来られ手術となる場合があります。執刀していて、体型や歩き方だけでなく、靭帯《じんたい》のバランスも日本人とは大きく違うことを知りました。

昨今は日本人も食生活が欧米化して、肥満体型の人が増えています。そのうえ生活スタイルは日本型なので腰の変形もあり、日本人はもしかすると、世界でいちばんむずかしいひざをつくっているかもしれません。

日本人が脊椎を健全に保つためには、欧米人のよいところを見習うことがいいかもしれません。そして欧米人は古い日本人の食生活を学ぶといいと思います。お互いにいいところを学んで、からだの状態をいい方向へ変えていけると信じています。

では、どう意識すればいいでしょうか？

たとえば、僕が気がついたのは、まず食事をするときの姿勢です。日本人は、お箸を器用に使って、いくつもの小皿に取り分けたお料理をつまんで口に運びます。豆を1粒ずつ箸で取り上げ、魚の骨を上手に取り除きながら、手先を繊細に使う作業です。

お箸とお茶碗を持つときをイメージしていただくとわかるかと思いますが、脇を締めた状態で両手をからだの前で使います。そして食べ物を口へ運ぶのでなく、頭ごと口でお迎えに行きます。このときに頭が前に出る癖が定着します。

一方、欧米の食事はフォークとナイフです。フォークとナイフを使うとき、少しひじを張り、背筋がピンと伸びます。顔をお皿に近づけることはマナー違反で、背筋を伸ばしたまま、食べ物を口元へフォークで運びます。日本人の食事のスタイルと、大きくかけ離れている気がします。

そんな文化の違いが、からだのつくりに影響しているのではないか。食事は毎日3回繰り返します。これはあくまで僕の私見ですが、欧米人と日本人の足腰の違いを見るに、あながち間違っていないのではないかと思うのです。

原因に取り組む「根治療法」をはじめよう

ひざの痛みが起こる原因について説明してまいりました。

ここまで読むと、鎮痛剤を飲むだけでは治らないことが容易に理解できると思います。痛み止めを飲んでも、微小骨折は治らない。姿勢も歩き方も変わらない。だからすぐに「痛み」が再発してしまいます。

次章以降でお伝えするのは、その痛みの「原因」に働きかける体操です。

①ニワトリ姿勢を改善する「たつみ式・正しい立ち方」
②ニワトリ歩きを捨て、100年歩ける「たつみ式・内もも歩き」
③ひざ前の筋肉をよみがえらせる「足指にぎり」
④腹筋をよみがえらせ、骨盤底筋群《こつばんていきんぐん》を活性化する「壁背伸び体操」
⑤背骨の自然なカーブを取り戻す「CS体操」
⑥残っている軟骨を増やす「足振り子体操」
⑦背骨を支えるインナーマッスルを復活させる「多裂筋体操」
⑧転倒防止に効果的「足指ほぐし」

これらの体操は、すべて姿勢を正しく戻し、より気持ちよくからだを使えるよう導いてくれるものです。むずかしいものはひとつもありません。いますぐ、自宅で取り組めるものばかりです。

普段のからだの使い方を変えることは、あなたの生き方を変えることでもあります。ですから、最初はとまどったり、慣れない感じがつきまとったりするかもしれません。

本来人は変わりたくない生き物です。昨日と同じことで安心するように我々の深層心理はできています。だから新しいことは危険と、排除するようにできています。

しかしいままでと同じ生活・生き方・考え方をしていけば、いままでひざが悪くなってきた方向へと、どんどん進むことになります。「生き方を変えている」途中なのですから、ちょっとした違和感があっても、当然ですよね。「根本的に人生を変え、痛みのない世界へと踏み出すのだ」と前向きにとらえてください。

神様がつくった僕たちのからだは本来、すべて自分で元に戻るようつくられています。ですから、いまあらわれている不調の「原因」は何かということに、まっすぐ向き合う姿勢をとってください。

次章からお伝えする体操は、まさにその「原因」に取り組む根治療法です。

自分のからだを動かし、からだの声を聴き、自らの手で100年長持ちするからだをつくり出すのです。

第2章

100年動けるからだ
——筋肉を復活させて正しく動かす

からだが悪くなるしくみ

100年でも長持ちするからだの使い方。この章ではそのために「意識するべき筋肉」をお伝えし、実際の不調を効果的に取り除いてくれる体操をお伝えしていきます。

実際に足腰にお悩みのある方はもちろん、「まだ、ひざの痛みはない」という人にも、すぐに役立ててもらえる方法ばかりです。


そもそも、「痛み」などのトラブルが起こるのは、からだを正しく動かせていないからであり、正しくからだを使えていると、からだを支えるのに必要な筋肉の質と量は保たれます。つまり、からだに不調が起きているのは、「姿勢が悪く」「使い方が悪い」ということです。

からだを正しく使えていないから痛みが起き、それは「動きたくない」に直結します。「じっとしていたほうがラク」とばかりに、日常の運動量は減り、「体重が増える」「筋肉が減る」。するとさらに、ひざなどの痛みが増す。――そんな悪循環が始まります。最終的に全身のバランスも崩れます。

このループから抜け出すための方法が、この本でご紹介していく8つのことです。

まずは、「長生き筋肉」ともいえる、年齢を重ねたらとくに意識したい4つの筋肉があることを覚えておいてください。

- **内転筋《ないてんきん》**
- **大腿四頭筋《だいたいしとうきん》**
- **腹筋**
- **骨盤底筋群《こつばんていきんぐん》**

これらの4つの筋肉です。これらに効果的に働きかける姿勢と歩き方、そして日常で取り組んでいただける体操をご紹介します。

①たつみ式・正しい立ち方　↓ニワトリ歩き脱却！
②たつみ式・内もも歩き　↓O脚改善！
③足指にぎり　↓大腿四頭筋が復活！

④壁背伸び体操　↓腹筋・骨盤底筋群が復活！

また、筋肉を意識的に働かせる一方で、いまある「痛み」などの不調を取り除く「不調改善」の方法をご紹介します。

⑤ＣＳ体操　↓脊椎を元の自然なカーブに戻す！
↓腰痛、肩こり、猫背を解消する！
⑥足振り子体操　↓損傷した軟骨を再生する！
↓ひざの痛みを減らす！
⑦多裂筋体操　↓インナーマッスルを復活させる！
↓肩こり改善・姿勢維持！
⑧足指ほぐし　↓大地をしっかり踏みしめる感覚を取り戻す！
↓転倒防止！

100年足腰体操

僕がいつも患者さんにお伝えする
簡単なのに効果絶大の体操
をご紹介します。

写真で実際の動きをご紹介し、本文中でも、
体操について補足したいことをお伝えします。
みなさまにわかりやすく伝われば幸いです。

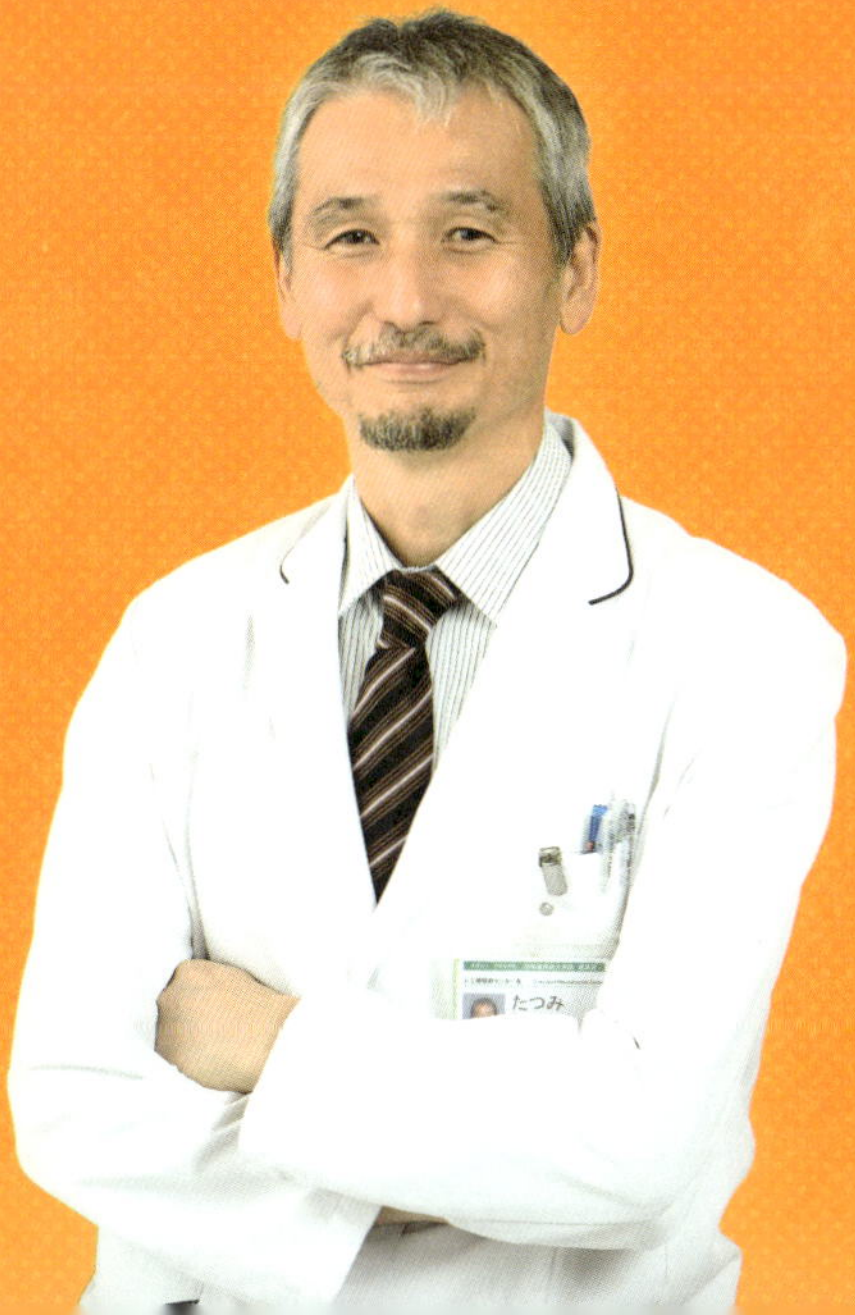

100年歩ける

姿勢

たつみ式・正しい立ち方

正しい立ち方とは、糸でぶら下げられたかのように、すっと立っている姿勢です。骨盤の真上に頭の位置を戻す方法をお伝えします。

脱ニワトリ歩き

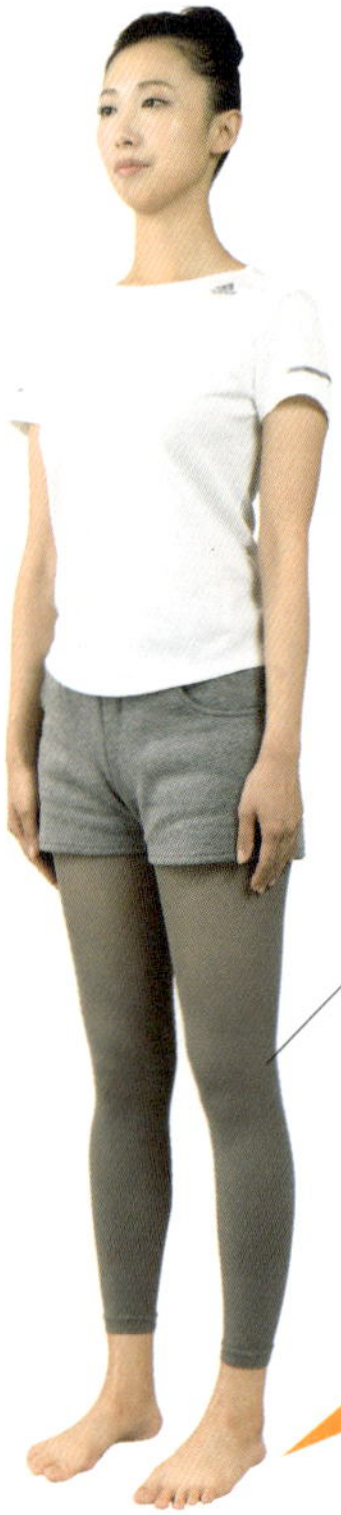

1

まっすぐに立つ

頭を前に出すとつま先に、
後ろにするとかかとに
重心がくることを確認しましょう。

Point
「少し内股ぎみに」と意識すると、
両足は平行になります

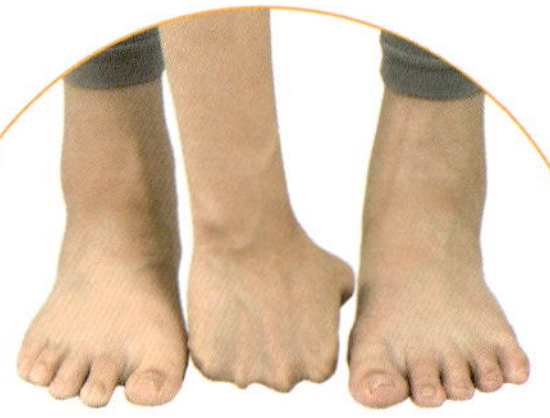

Point
こぶしひとつ分あけて、
両足の内側が
平行になるように

NG

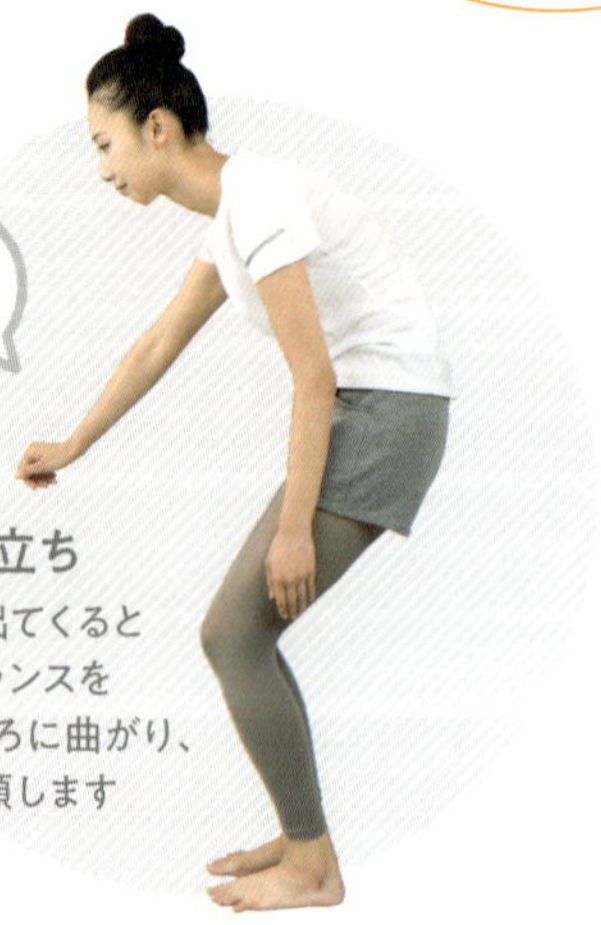

ニワトリ立ち

頭が前に出てくると
背中がバランスを
とろうと後ろに曲がり、
骨盤が後傾します

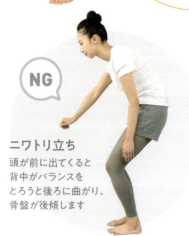

2

つま先立ちをする

倒れないよう、壁の近くなどで
つま先立ちで3秒静止します。

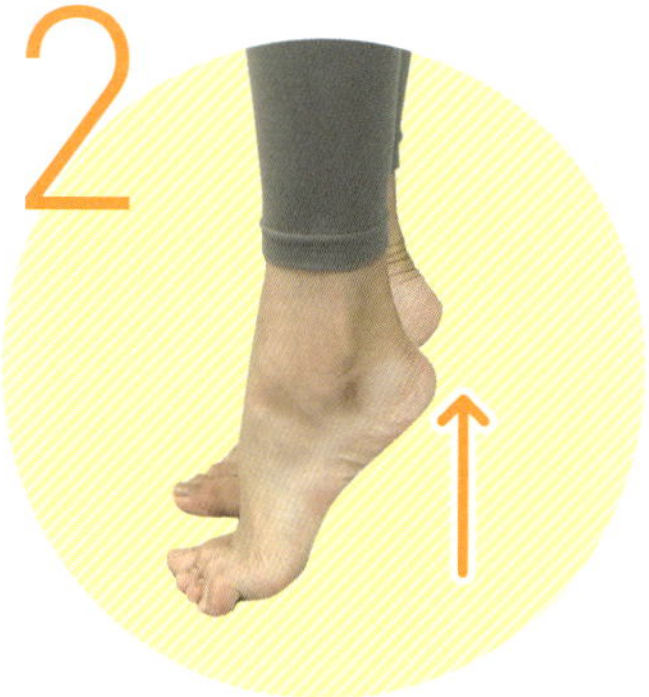

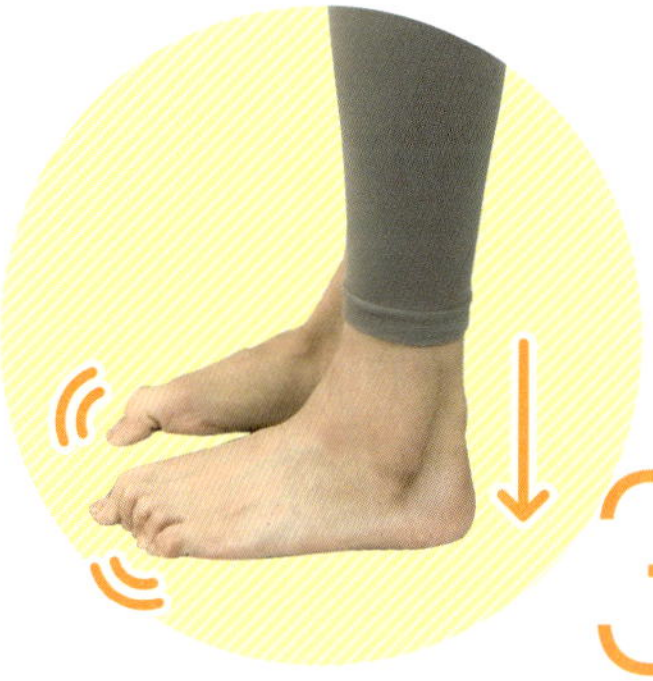

3

かかとを落とし、両足の指を握る

ストンとかかとを落として
静かに両足の指をぎゅっと握ると、
頭が少し前にきます。
その位置が、頭が前にも後ろにも
いっていない、まんなかの位置です。

4

握りしめた足指を戻します

正しい立ち方の完成です。

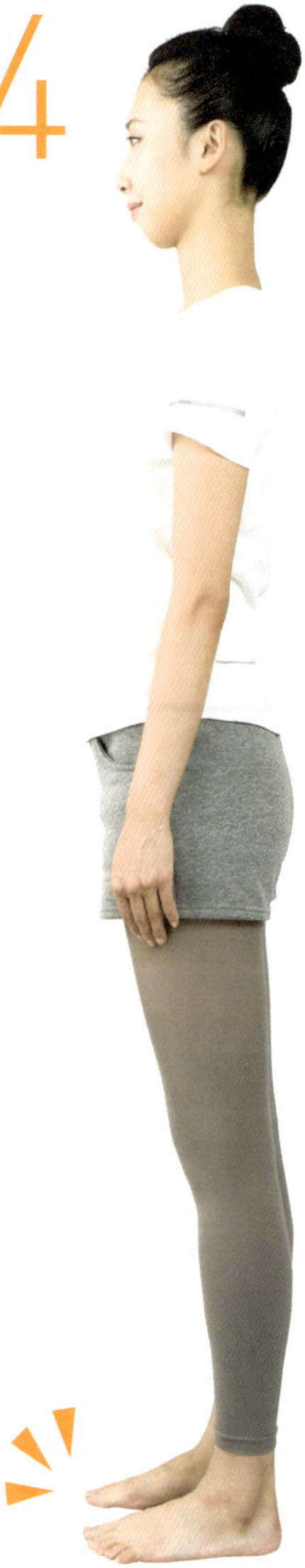

100年歩ける

姿勢

たつみ式・内もも歩き

元気に長生きするために不可欠な筋肉「内転筋」を意識して歩くことでひざ痛の原因の多くを占める「O脚」を改善する歩き方をお伝えします。

O脚改善

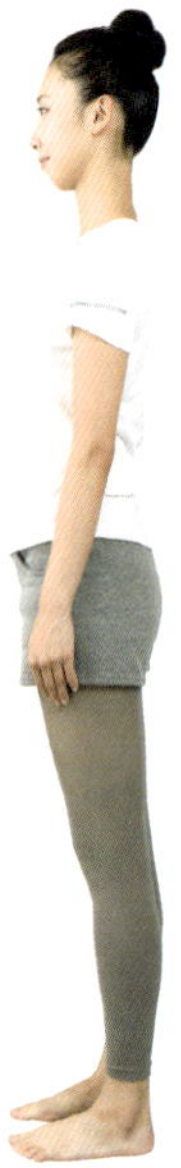

1

「正しい立ち方」の状態からスタート

頭の位置を意識します。

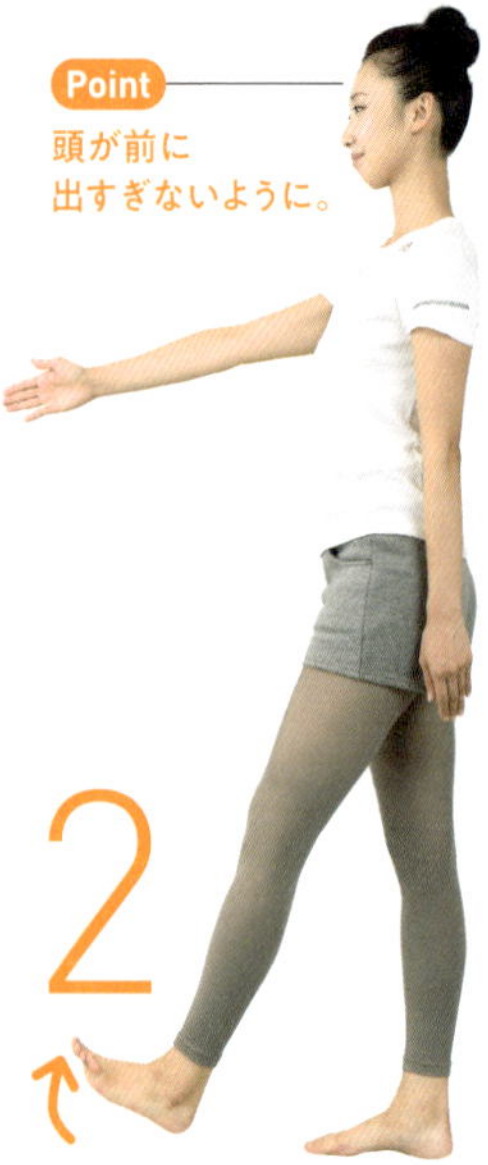

2

Point
頭が前に出すぎないように。

一歩、つま先を上げて足を踏み出す

足と反対側の手をまず出し、つま先を上げて足を振り出します。

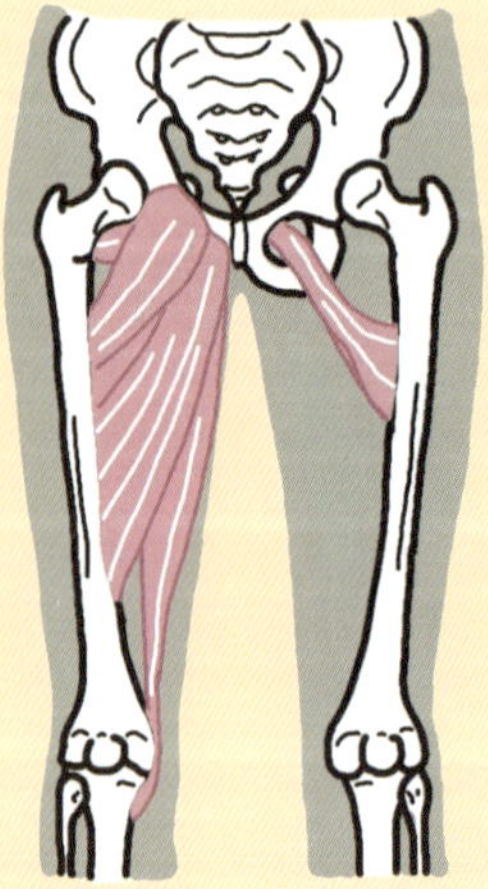

内転筋って？

内転筋とは、内ももにある筋肉の総称で、「大内転筋、小内転筋、長内転筋、短内転筋、薄筋、恥骨筋」で成り立っている筋肉群です。股関節を内転させる筋肉であり、足を閉じる動きをします。内転筋群の筋肉バランスが崩れると、O脚やX脚になるほか、骨盤のゆがみにもつながる、からだの姿勢保持にとても大切な役割を果たす筋肉です。

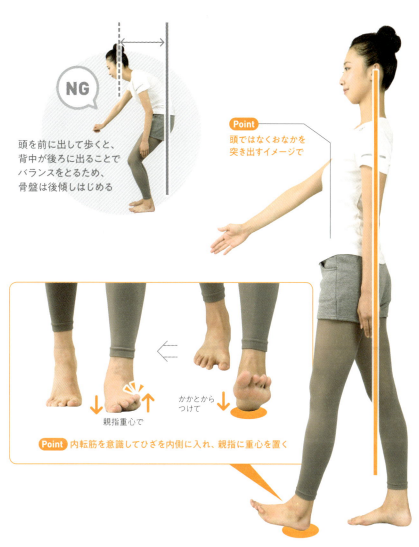

頭を前に出して歩くと、
背中が後ろに出ることで

骨盤は後傾しはじめる

頭ではなくおなかを

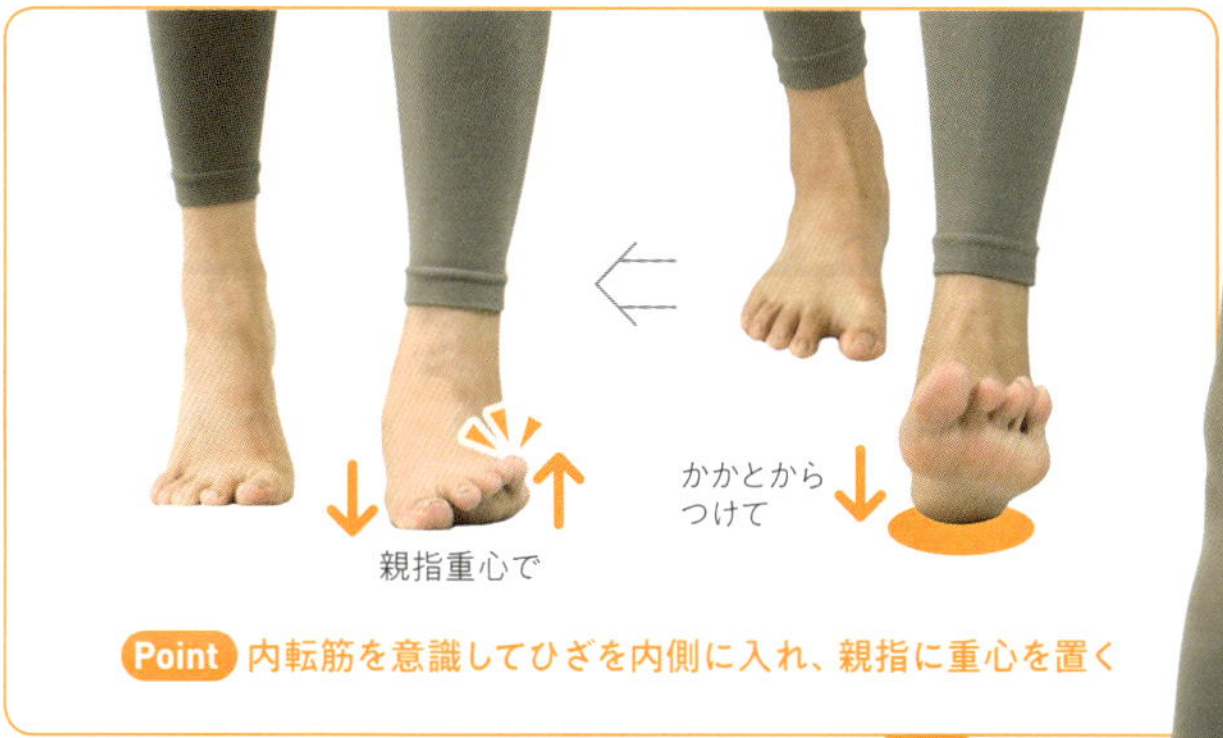

親指重心で

3 かかとから着地させ、着地した足の親指に重心をかける

出した手を戻しながら、
出した足の親指に重心を移します。
内転筋を意識して、
ひざを内側へ入れるようにすると、
親指への重心をかけやすくなります。

4 もう一方の足も同様にかかと着地・親指重心を繰り返して歩きます

100年歩ける

筋肉

足指にぎり

足腰に痛みがあると、
歩いたり走ったりと、
運動することはできません。
からだの中で一番
大きな筋肉を、歩かずとも
鍛えられる方法です。

大腿四頭筋が復活!

1 椅子に腰かける

おなかが背中につくイメージで
へこませます。
息を止めず話せる程度で。
腹筋を使っているのを感じます。

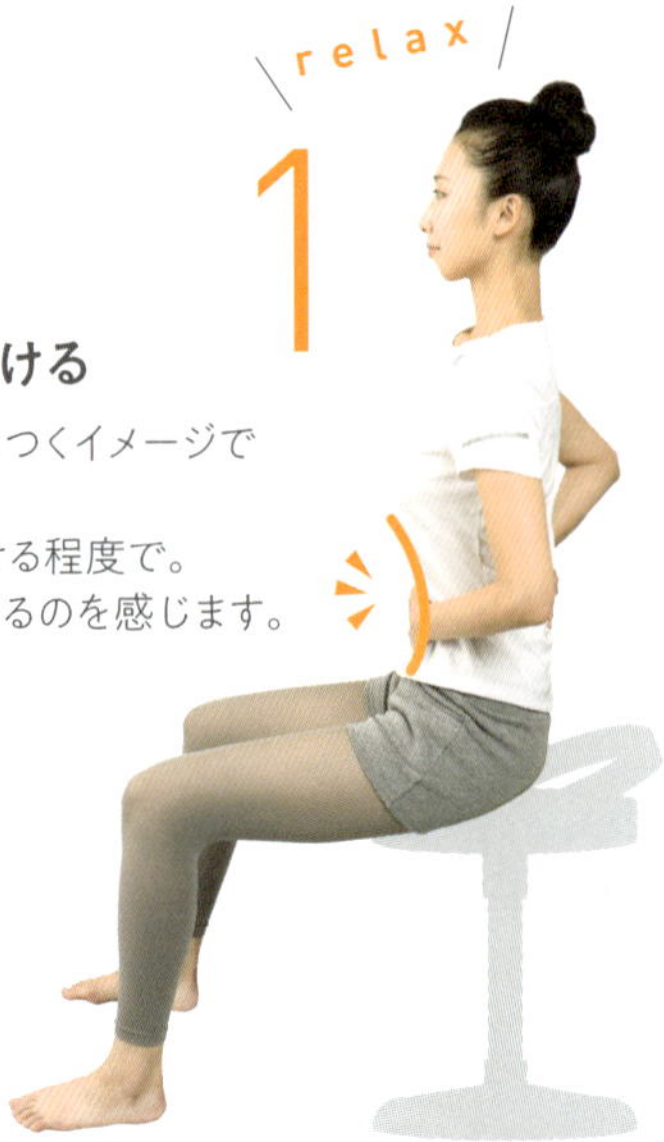

2 脚を上げる

椅子に腰かけたまま、
一方の脚を床と平行に伸ばします。
息は止めずおなかはへこませたままで。

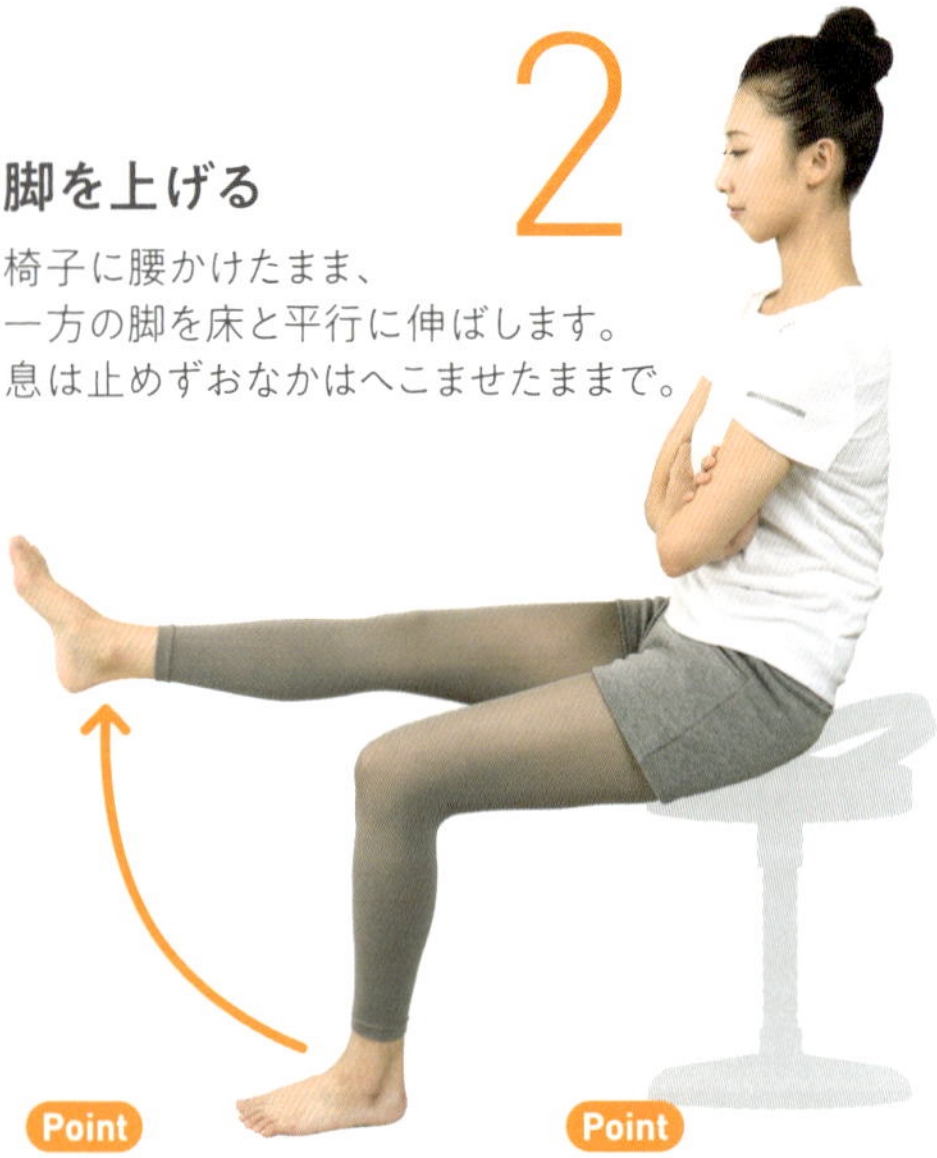

Point
はじめはむずかしいですが、
だんだん上に上がるように
がんばりましょう

Point
椅子を手で持ち支えにしてもOK

大腿四頭筋って？

大腿四頭筋とは、太ももの前側にある筋肉の総称で、大腿直筋、外側広筋、中間広筋、内側広筋の4つからなるからだの中で一番大きな筋肉です。ひざを伸ばしたり、股関節を曲げたりする動きに作用し、歩行をはじめとする日常生活のさまざまな動作に大きく関与する大切な筋肉です。

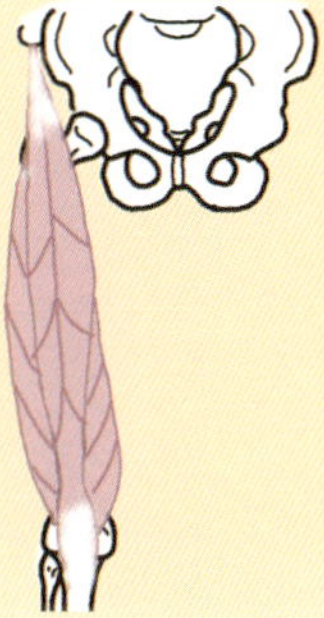

3

足の指をギューッとにぎる

足の指先をピンと空に向け
足首を直角に曲げます。
脚の指でじゃんけんの
グーをするようににぎり、
ひざ裏を伸ばして5秒静止します。

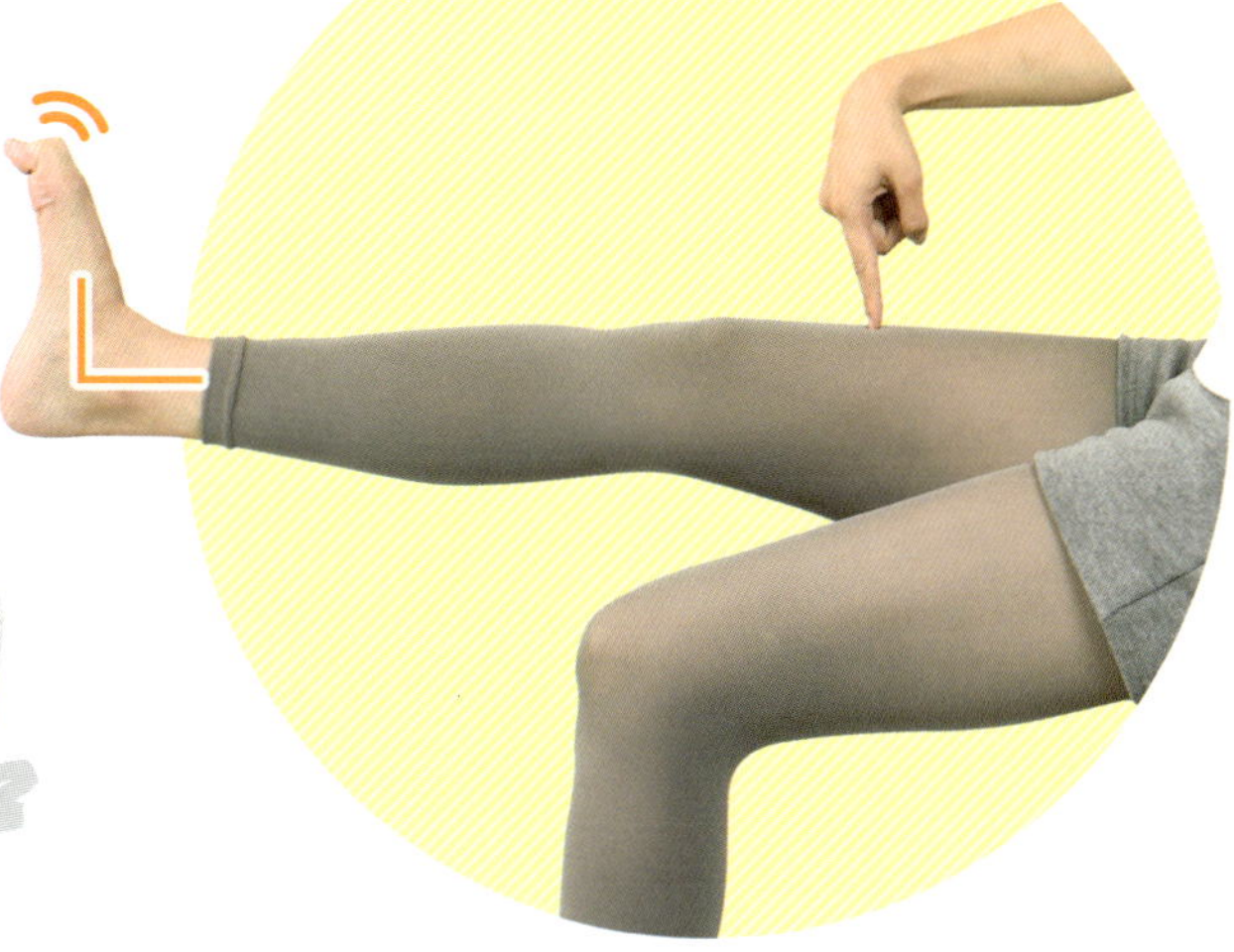

4

足を下ろす

脚をゆっくりと下ろし、
おなかもゆるめます。
もう一方の足で1～4を行い、
左右の足を交互に、
それぞれ30回ずつ行います。

「朝、昼、晩」の3回、
それぞれ食前に
左右30回ずつ
行ってください。

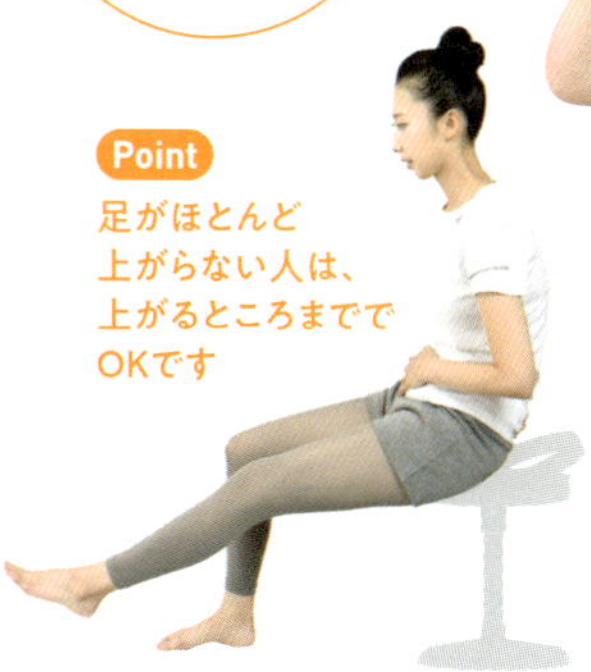

Point
足がほとんど
上がらない人は、
上がるところまででOKです

100年歩ける
筋肉

壁背伸び体操

年を重ねるにつれて意識したい骨盤底筋群と腹筋も、からだの根幹を支える大切な筋肉です。壁が目に留まるたびに行うことで習慣化したい体操です。

腹筋・骨盤底筋群が復活!

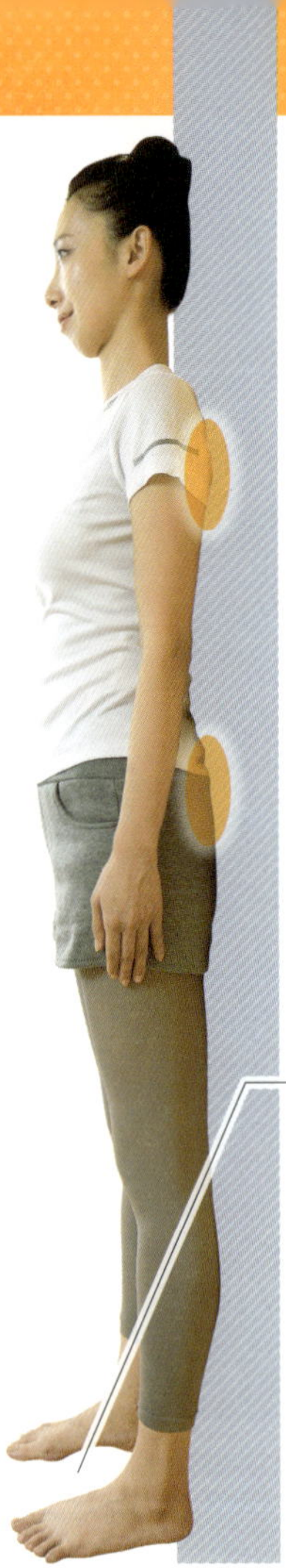

1

壁の前に立ち お尻と肩甲骨を 壁につける

壁に寄りかからず、おしりと肩甲骨が壁に触れるように。

Point
肩はば程度に両足はあけた状態で

骨盤底筋群って?

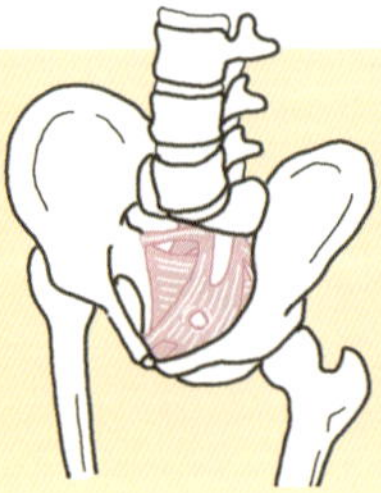

骨盤底筋群とは、骨盤の底を覆うように存在する筋肉の総称です。恥骨、坐骨、尾骨に接している筋肉で、内臓の重さを支えることをはじめ、排泄のコントロールにも関わります。骨盤底筋群が衰えると、尿もれや脱腸、子宮脱を起こすこともあり、加齢とともに意識したい筋肉のひとつです。

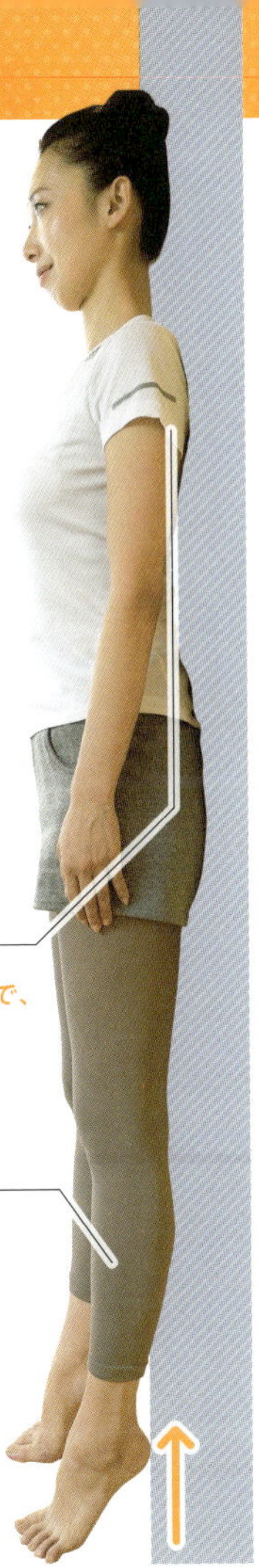

2

かかとを上げ、背伸びして5秒保つ

1の状態で思いきり
背伸びをします。
おなかを背中につける
イメージでひっこめ、
肛門をギュッと締めたまま
5秒保ちます。

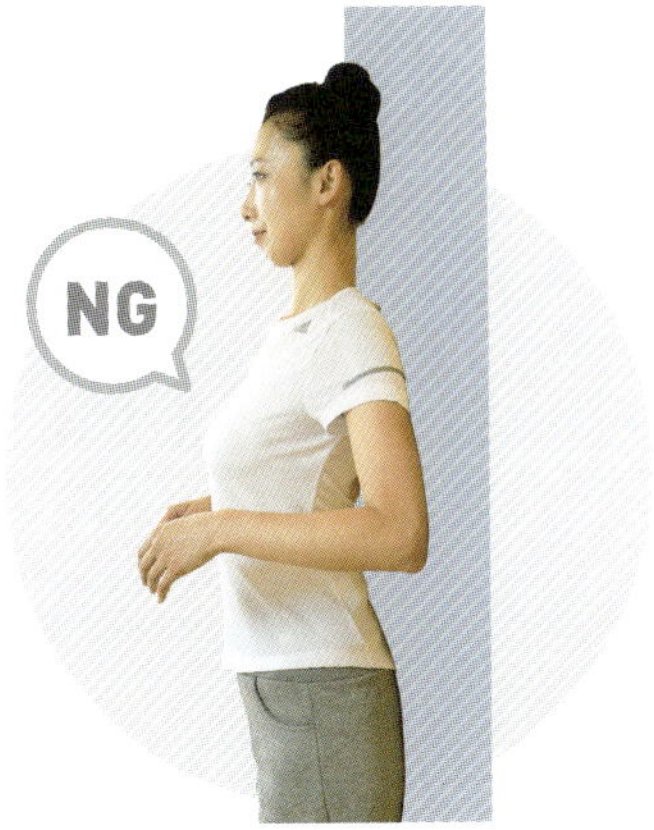

あくまで付けるのは「肩甲骨」、
誤って肩を付けないように。

Point
肋骨の間隔を広げるイメージで、
グーッと伸ばす

Point
ひざの下の硬い筋肉を
使っていることを
意識してください

3

かかとを下ろし、全身の力をゆるめる

この瞬間、筋肉に血が
ドバっと流れ込みます。

**2~3の動きを
10回くり返します。
それを「1セット」とし、
1日に最低1セット
行います**

腹筋があると腰痛になりにくい

腰の骨は背筋と腹筋が支えています。腹筋が落ちると腰を形成する腰椎の一つ一つが前後にグラグラしはじめ、腰痛が起こります。「腰痛ベルト」も「痛み止め」も対症療法です。原因の「腹筋の筋力低下」を戻す根治療法を、この体操で行います。

CS体操

頭が前に出る姿勢では、背骨本来の自然な弯曲が失われ、さまざまな不調を生みます。背骨の自然なカーブを取り戻す体操をご紹介します。

腰痛 肩こり 猫背 解消!

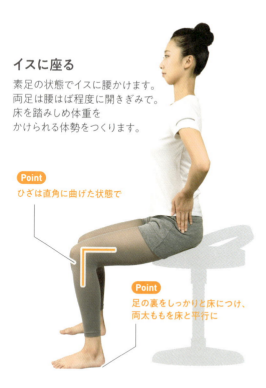

イスに座る

素足の状態でイスに腰かけます。
両足は腰はば程度に開きぎみで。
床を踏みしめ体重を
かけられる体勢をつくります。

Point
ひざは直角に曲げた状態で

Point
足の裏をしっかりと床につけ、
両太ももを床と平行に

背骨のS字カーブを取り戻す

骨盤が後傾している姿勢(NGの姿勢)から、本来の骨盤の位置へと戻すために、最も骨盤が後傾しているCの姿勢と、最も前傾しているSの姿勢とを交互にとります。

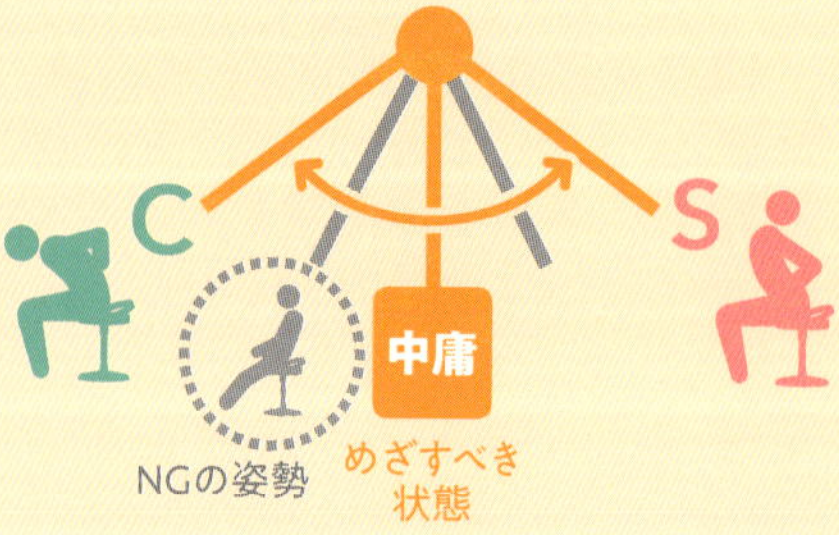

C

上半身をCの字にする

1. ふんぞり返るような姿勢で、骨盤を後傾させます
2. かかとを上げると、より骨盤は後傾します
3. 頭はおへそをのぞくようにし、
   背中をCのように丸めます

Point 骨盤の横に両手を当て、後傾を保ちます

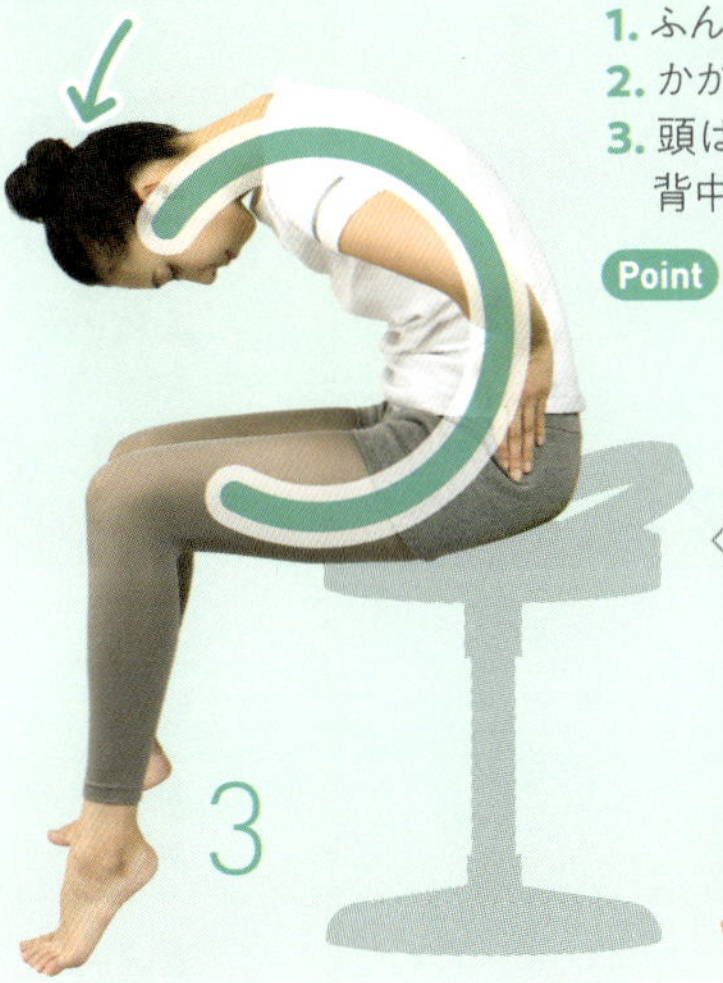

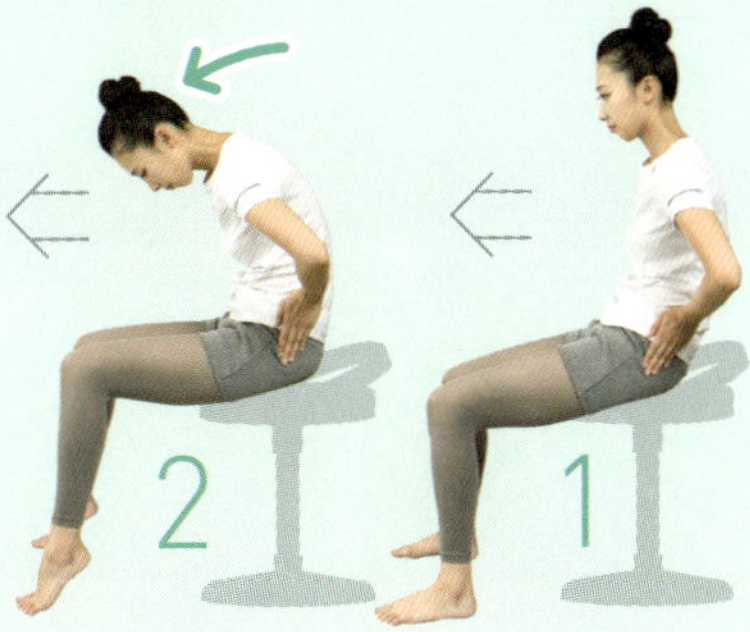

S

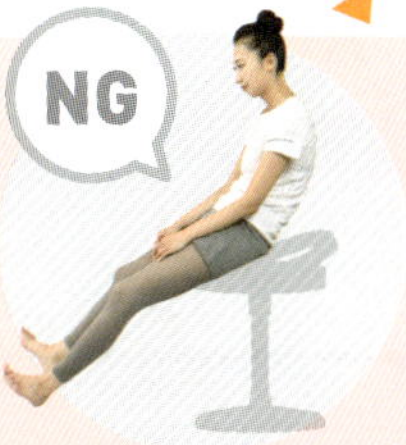

「C体操」と反対に、
背中を丸めては
いけません

上半身をSの字にする

1. かかとをついて、
   まず骨盤を前傾させます
2. 両足の間に頭を入れるように深く倒し、
   足の内側(内転筋)に力を入れます
3. 骨盤を前傾させたまま、頭部を後ろへ
   上げていき、Sの字をつくります

Point 骨盤の横に両手を当て、前傾を保ちます

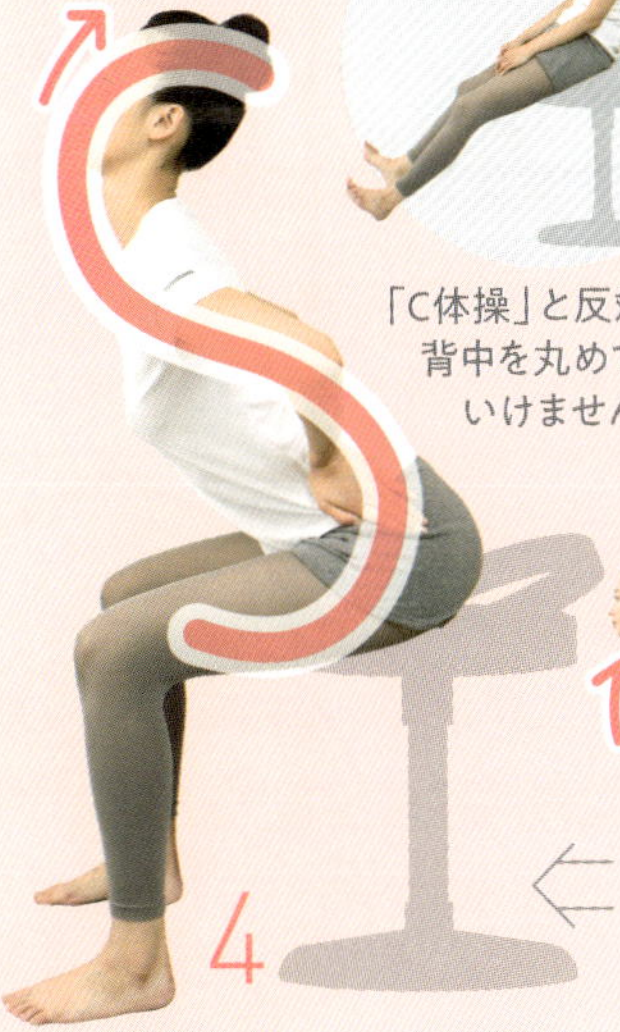

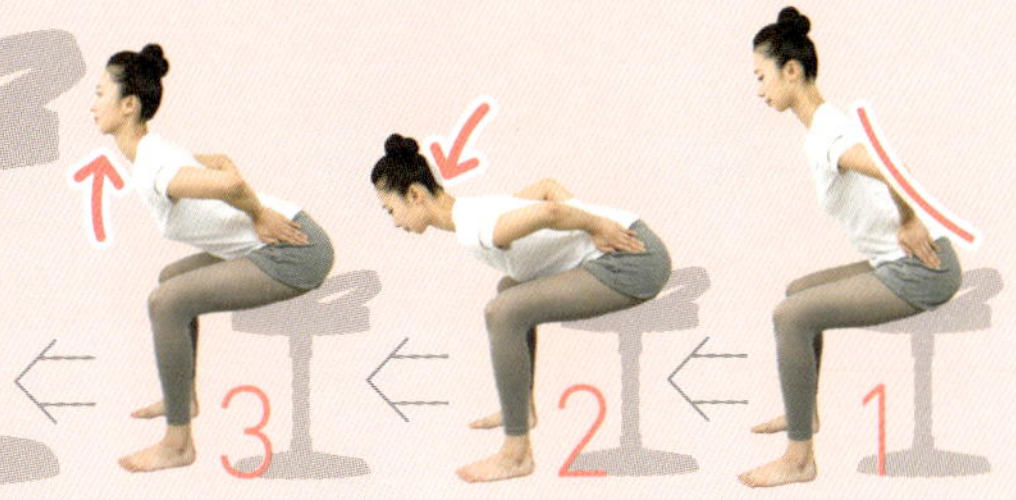

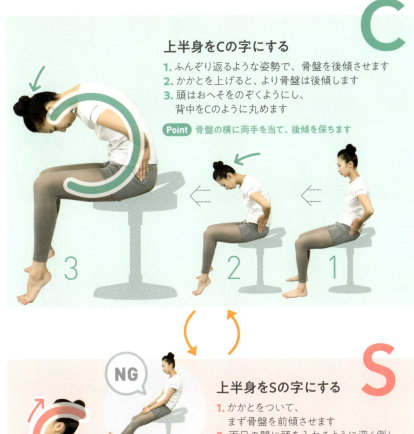

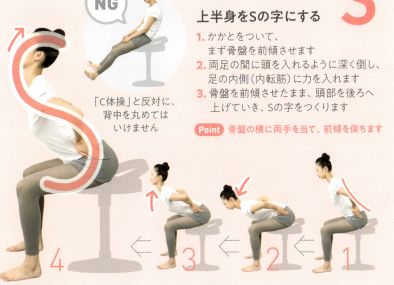

100年歩ける

軟骨再生

足振り子体操

軟骨は再生しないと考えている人が多いかもしれませんが、軟骨そのものは再生せずとも、その代わりをしてくれる「線維軟骨」が生まれる体操をご紹介します。

ひざ痛解消!

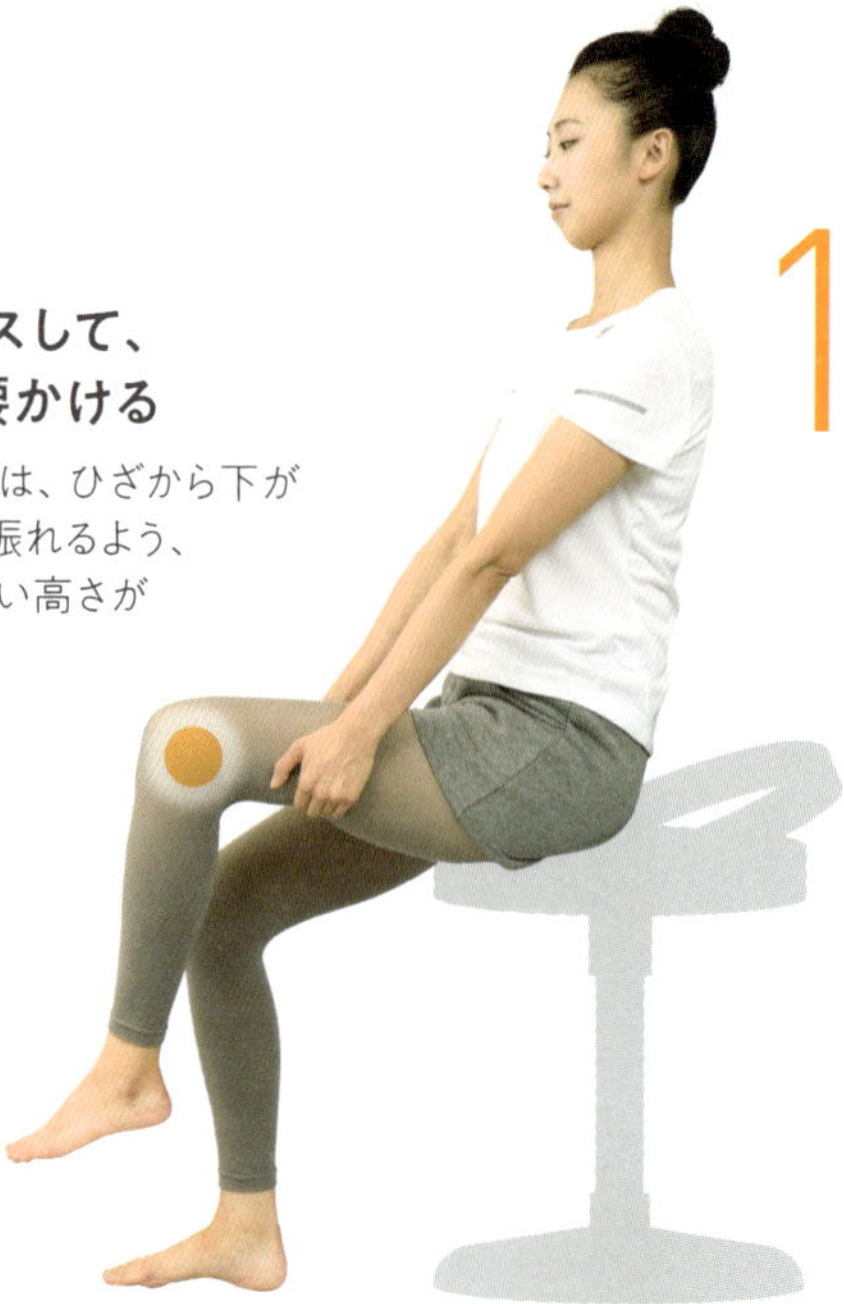

1

リラックスして、椅子に腰かける

椅子の高さは、ひざから下がブラブラと振れるよう、足がつかない高さが理想的です

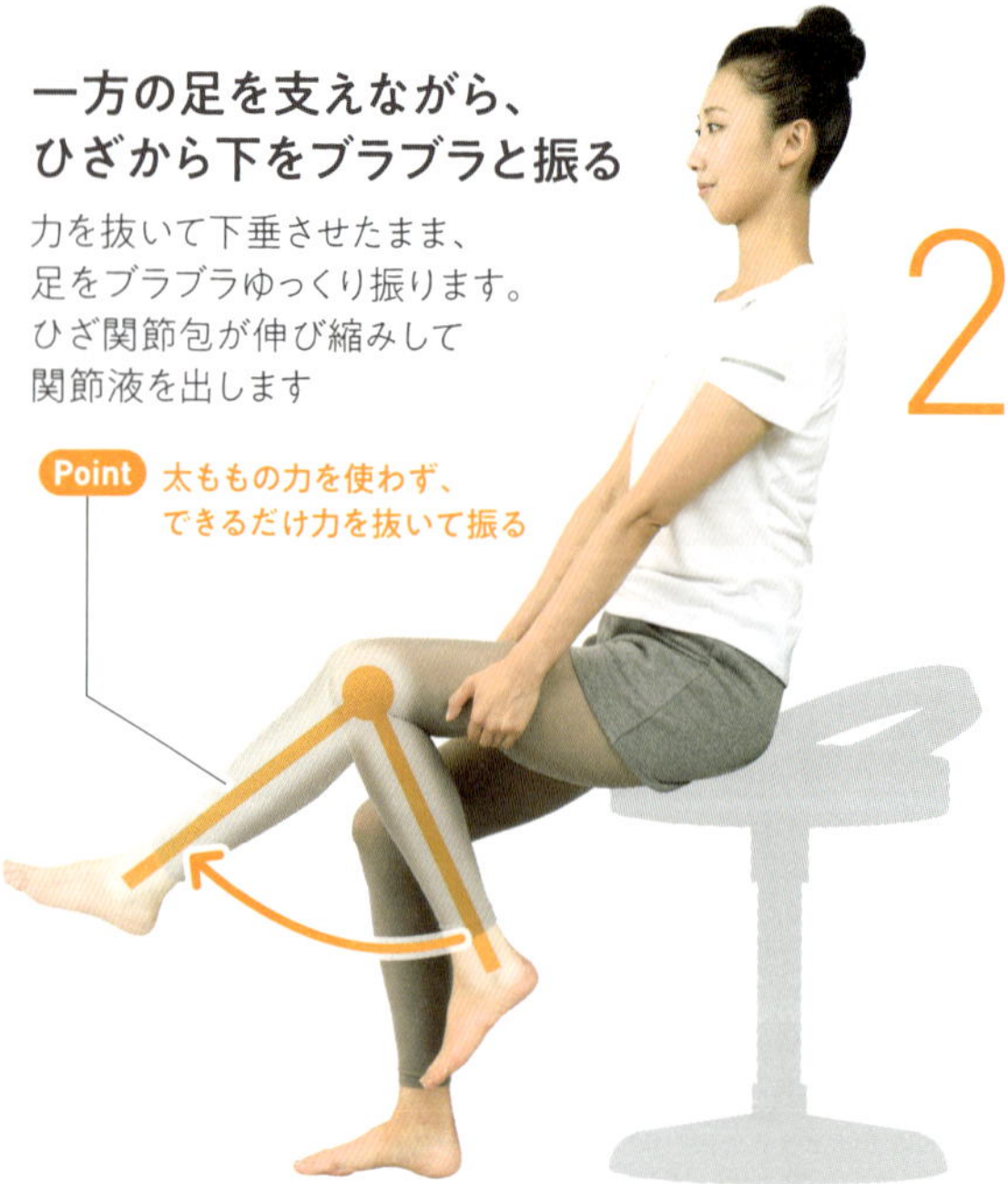

2

一方の足を支えながら、ひざから下をブラブラと振る

力を抜いて下垂させたまま、足をブラブラゆっくり振ります。ひざ関節包が伸び縮みして関節液を出します

Point 太ももの力を使わず、できるだけ力を抜いて振る

軟骨は再生する！（本文110ページ）

からだの中でもストレスの強いひざの軟骨は、毎日再生されています。

摩耗して捨てられるものと、新しい材料から作られるもの。関節滑膜が関節液を出すことで、これらの入れ替わり（新陳代謝）が行われます。足を振って滑膜に伸張刺激を与えると、この入れ替わりが促進されます。

あまり動いていなかった寝起きや、映画館から出るときなど、関節軟骨は乾燥していて、破壊が起こりやすくなっています。この足振り体操をして、関節内の循環をよくしてから立つようにしましょう。

体重増加やよくない歩き方で、完全に関節軟骨がなくなってしまうと、元々の硝子軟骨は再生しません。しかしひざにかかる負荷をなくせば、レスキュー隊の線維軟骨が代わりに生えてきます。それを促すのもこの足振り子体操です。ひざへの負荷をなくす方法には外科手術の骨切り術もありますが、歩き方を変え、減量し、この体操をすることで同じ効果が得られます。

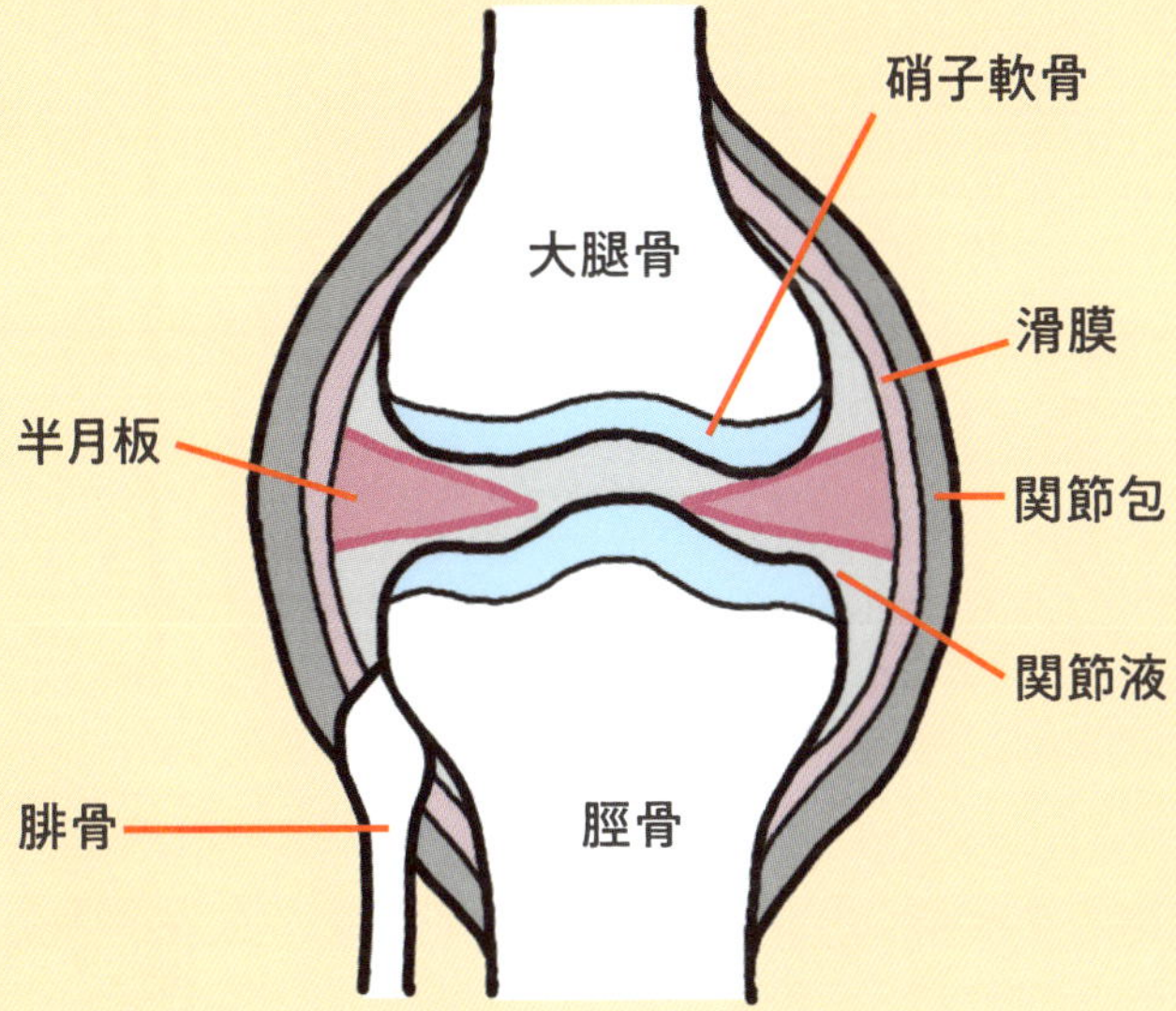

100年歩ける

不調改善

多裂筋体操

からだの大黒柱ともいえる深層筋（インナーマッスル）を鍛える体操です。立ち姿勢、座り姿勢ともに働いてくれている陰の立役者が多裂筋です。

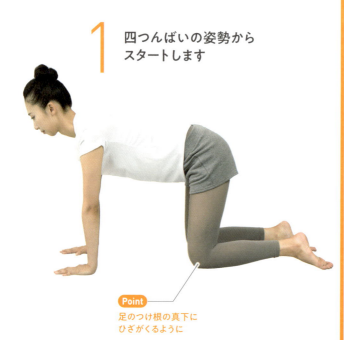

1 四つんばいの姿勢からスタートします

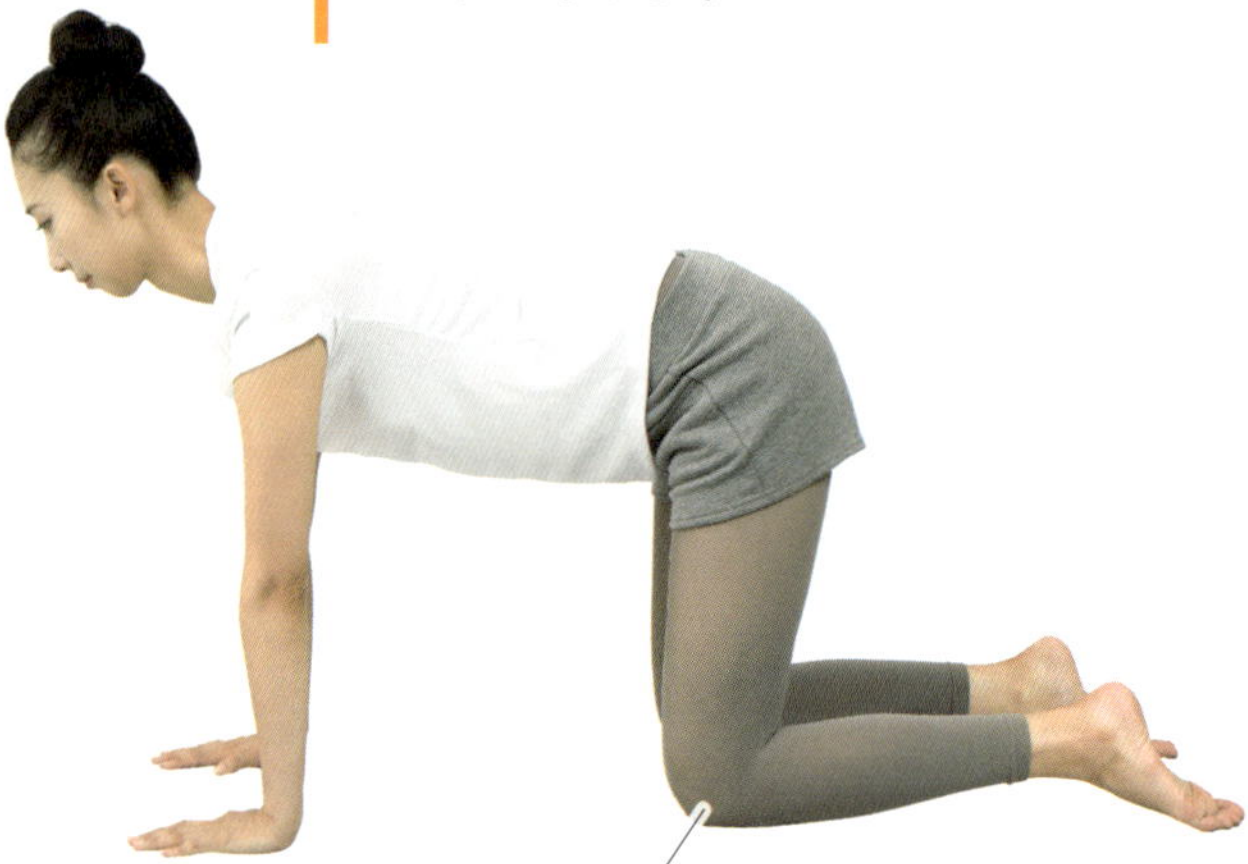

Point
足のつけ根の真下にひざがくるように

多裂筋って？

多裂筋とは、背骨を支えるインナーマッスルで、小さな筋肉が並ぶようにして成り立っています。脊柱のひとつひとつを安定させる働きがあり、立ち姿勢座り姿勢いずれにも大きくかかわる大切な深層筋です。

腰痛予防！

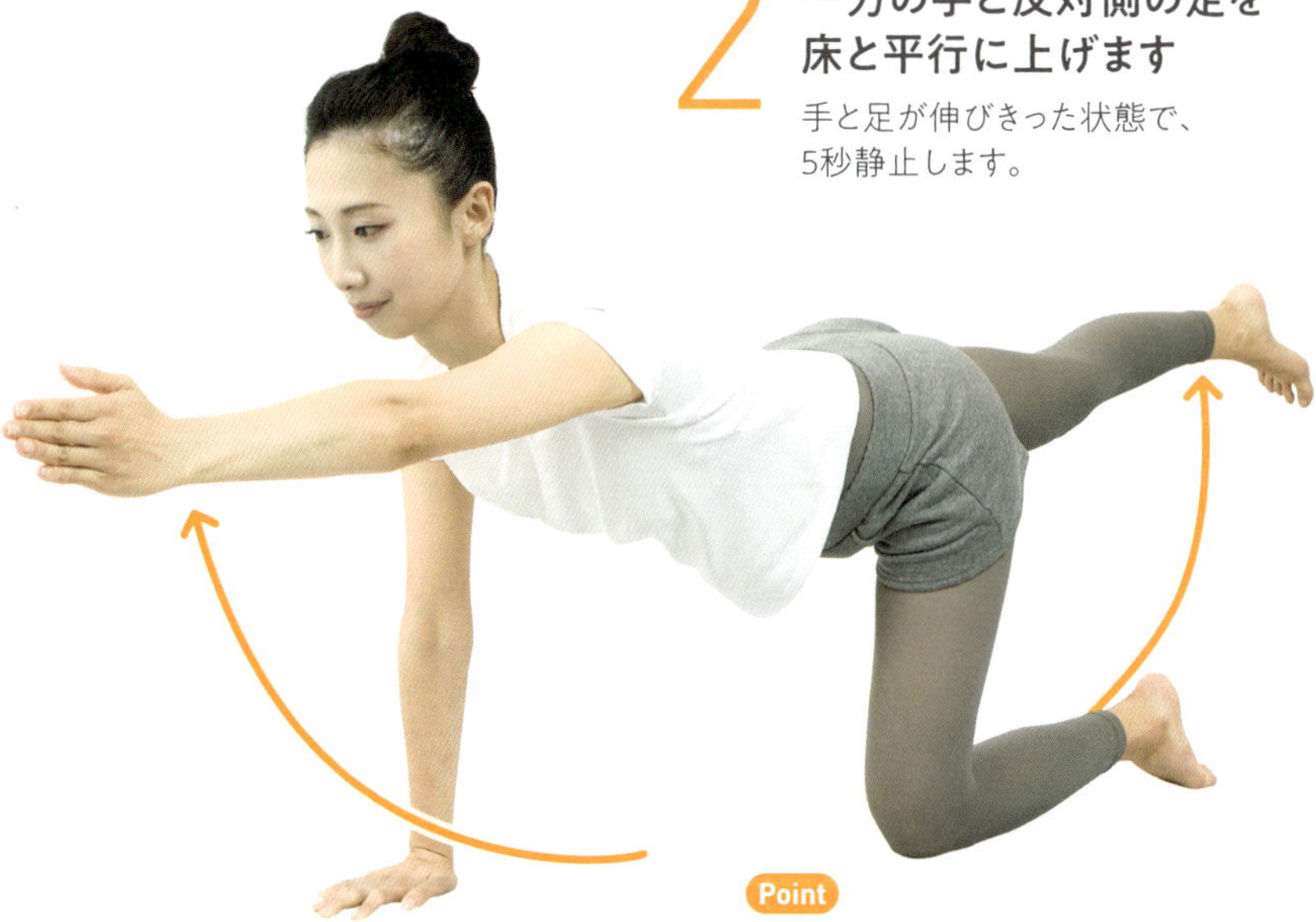

2 一方の手と反対側の足を床と平行に上げます

手と足が伸びきった状態で、
5秒静止します。

Point
床にひざをつくと痛い場合には、
タオルを敷きましょう

3 反対側も同様に行います

左右交互に10回ずつ行います。
1セット左右10回ずつ。
1日1セット以上行います。

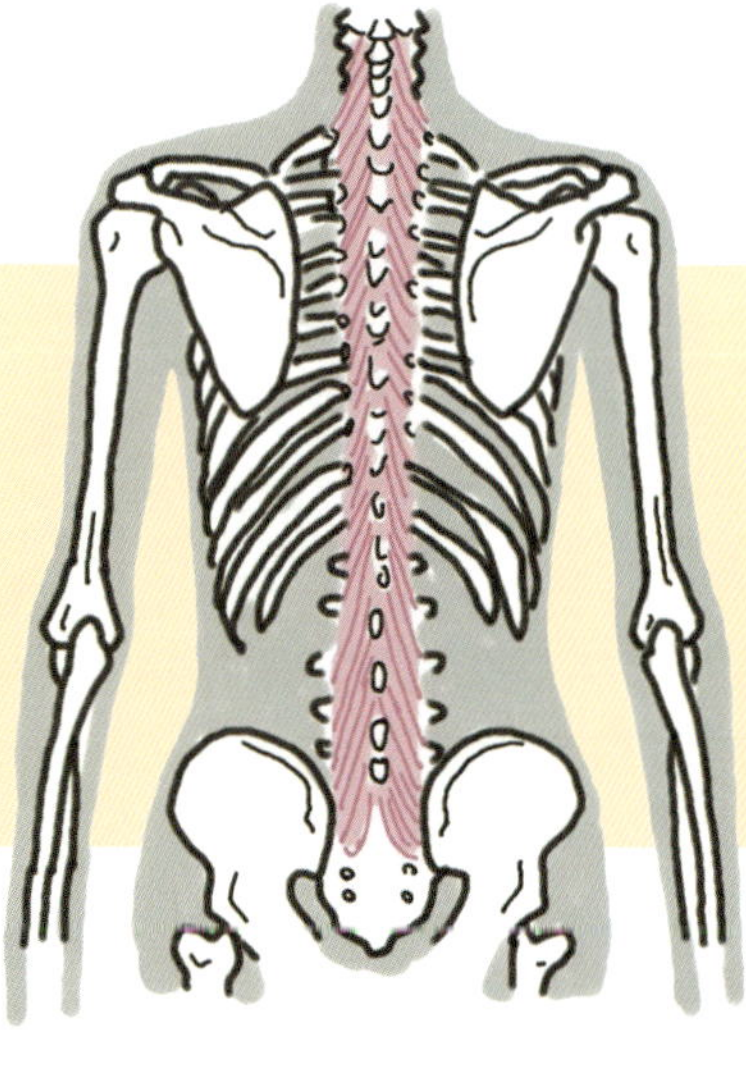

転倒予防に効果あり！ 足への声かけ

年齢を重ねると、転倒することは、
一歩間違うと寝たきりにつながってしまうこともあります。
毎日、足腰へ小さな声かけのつもりで、
こんな「ひと手間」を行ってあげましょう。
意識の及ばないところは、病気やケガが起こりやすいもの。
足に意識を向けるための簡単なマッサージは、
足の感覚を取り戻し、転倒予防に効果的です。
からだはいつだって、あなたのために、がんばってくれています。
ねぎらいの気持ちをこめ足に触れ、そっと手入れしてあげましょう。

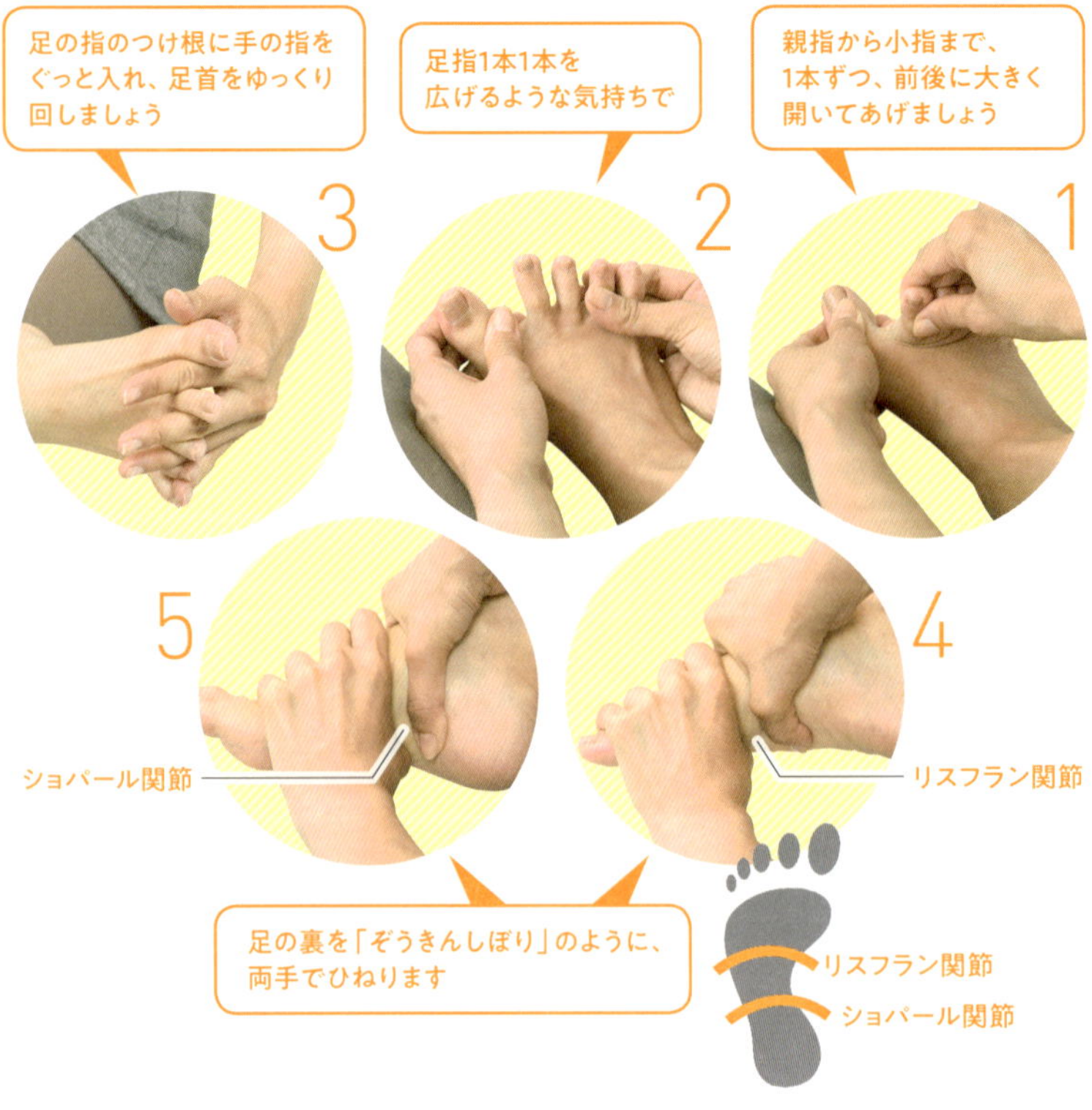

1
親指から小指まで、1本ずつ、前後に大きく開いてあげましょう
2
足指1本1本を広げるような気持ちで
3
足の指のつけ根に手の指をぐっと入れ、足首をゆっくり回しましょう
4
リスフラン関節
5
ショパール関節
足の裏を「ぞうきんしぼり」のように、両手でひねります
リスフラン関節
ショパール関節

長生き筋肉「内転筋」をこう使う

写真でご紹介した体操を、以降の文章でも補足しながら説明してまいります。まずは「たつみ式・内もも歩き」です。

これは、第1章でお伝えした「新潟からの患者さん方のレントゲンを撮っているときに、ひざを真横から押すと、骨どうしのぶつかりがなくなり、痛みがなくなった」という事実から導き出した歩き方です。初診の患者さんに3か月取り組んでいただきます。

ひざ痛の原因である、向き合った骨どうしのぶつかりを防ぐには、骨どうしの間にすき間をつくること。ひざを真横から押したときと同様の効果は、「脚の重心を小指側から親指側へとシフトさせる」ことで得られます。

これは、内ももの筋肉を意識すると容易にできます。内ももの筋肉とは、「内転筋」と呼ばれる複数の筋肉の集合体です。この内転筋を使って歩くのです。

内転筋――これは、内ももにある筋肉の総称で、骨盤とひざの間をつないでいる筋肉群です。着物で歩くときはこの筋肉を締め、裾が開かないように歩きます。腰から下の動きをスムーズにするための大切な筋肉です。内転筋は、からだの他の筋肉と同様、使われ続けない限り、加齢とともに衰えます。歩くことで内転筋は鍛えることができますが、ご紹介する「たつみ式・内もも歩き」は、より内転筋に効かせ、鍛える「正しい歩き方」です。「足の内側に体重をかけるなんて、意識したこともなかった!」、そんな人が多数派なのではないでしょうか。ステップを踏んで、じっくり説明していきましょう。

意外に思われるかもしれませんが、重要なのは歩き出す前の「立ち方」です。先の写真ページ(66ページ)を参考になさってください。

正しく歩くには、そのスタート地点である「立ち方」が正しくなくてはなりません。

第1章で「ニワトリ歩き」が、諸悪の根源とお伝えしましたが、ニワトリのように頭が前に出て、肩が前に出た「ニワトリ姿勢」をまずは正すことから始めましょう。

ここでの目的は、頭の位置を、前でも後ろでもなく「中心に」戻すということです。

【たつみ式・正しい立ち方】(66ページ)

①平らな場所で、両足の内側を平行に、こぶしひとつぶん離して立ちます

このとき、つま先が外側を向かないように注意します。「少し内股ぎみに」と意識すると、両足が平行になりやすいです。

②①の状態で、3秒間つま先立ちをします

倒れないよう周囲に注意しましょう。

③つま先立ちから「ストン」とかかとを落とします

このとき、両足の指全部で、ぎゅっと地面をにぎるようにします。地面をにぎるとき、頭が少しだけ前に出ますが、このとき骨盤の真上に頭がきています。この頭の位置が、正しい位置です。

④足指を戻しからだをラクにします

これより前に頭が出ると、体重はつま先に、これより後ろに頭がいくと、かかとに体重がかかることになります。正しい頭と重心の位置で、さっそく「たつみ式・内もも歩き」に入りましょう。

内転筋で歩く「たつみ式・内もも歩き」

【たつみ式・内もも歩き】(68ページ)

①「たつみ式・正しい立ち方」からスタートします

両足を平行にして、こぶしひとつ分離して立ちます。頭の位置は骨盤の真上です。

②一歩、つま先を上げ、足を踏み出します

つま先がしっかり上がっていることを確認して踏み出してください。頭が前に出ないように注意します。

③かかとから着地させ、着地した足の親指に重心をかけていきます

かかとが着いたら、親指に全体重をのせ、内ももの「内転筋」を働かせ、ひざを内側に入れるよう意識します。小指は浮かすイメージです。

④もう一方の足も同様に

同様に、両足ともかかと着地・親指重心を繰り返します。

大事なポイントは、③④のときに、太ももの内側を意識し、ひざを内側に入れ、親指重心を徹底することです。 ひざを内側に入れることで、前章でご紹介したように（53ページ）、内側の関節が開き、骨どうしが当たらなくなります。

この内もも歩きを続けることで、ひざの内側の微小骨折が起きず、ひざの痛みをとることができます。手術の必要がなくなった方も3000人以上いらっしゃいます。なぜ、これだけ多くの実績を残すことができたのか。それは、手前味噌《みそ》に聞こえるかもしれませんが、「内転筋歩き」が、ひざの痛みの根治療法であるからでしょう。

じつは「内もも歩き」の原理とよく似た「外科手術」があります。それは「骨切り術」（高位脛骨《けいこつ》骨切り術）といわれるもので、その名のとおり、「ひざ関節の近くで脛骨という骨を切り、脛骨をX脚にすることで下肢をまっすぐにする」手術です。

O脚のために、ひざの内側に偏りすぎた重さを、骨を切って角度を変えてやることで、ひざの外側に移動させることをめざす手術です。具体的にいうと、脛骨の内側から外側に向かって骨を切り、内側を開き、矯正します。

でも、骨を切るということは、周囲の靭帯《じんたい》をはがすなどの作業もつきまとい、単純な話ではありません。骨切り術で痛みがとれないときには人工関節と再骨切りが必要になります。骨切り術では、脛骨を切って反対側に曲げた後、骨を留めたプレートは抜去できます。からだに金属などの異物を残すことはないですが、この療法も対症療法といわざるをえません。

ひざ痛の原因は、ひざの内側の軟骨がなくなって、骨どうしが当たって微小骨折を起こすことでした。骨切り術は、簡単にいうならば、微小骨折を起こしている部位は治療せず、健康な部分の骨を切り、無理やり足をまっすぐにさせているということです。

これでも原因部分への荷重が減って微小骨折が起こらなくなるので痛みがとれるわけですが、健康な骨を切らないに越したことはありません。

同じ原理で痛みがとれて、危険もない「内もも歩き」をまずは試してみていただければと声を大にしてお伝えしています。

二足歩行の陰の立役者「内転筋」

「たつみ式・内もも歩き」で意識する長生きマッスルのひとつ、「内転筋」について、もう少しだけ解説させてください。なにしろ、この内転筋という筋肉はあまり注目されない割に、大きな仕事をしてくれているからです。

もちろん、からだにある筋肉はすべて大切で、そこに優劣なんてありません。でも、内転筋については**「人間が二足歩行をできるようになった陰の立役者」**といってもいいほど大事な筋肉です。１００年長持ちする足腰をめざすなら、ことのほか意識したい筋肉といえます。

そもそも「内転筋」とは、ひとつの筋肉のことだけを指すわけではありません。太ももの「内側」にある、「大内転筋」「小内転筋」「長内転筋」「短内転筋」「薄筋《はっきん》」「恥骨筋」で構成された筋群の総称です。

加齢で運動量が減ると、全身の筋肉は弱り、その量も減っていきますが、内転筋も同じです。

ある程度の年齢を重ねたら、「意識的に内転筋を使い、仕事をさせることで鍛えていく」。それくらいの気持ちでいるのが正解です。

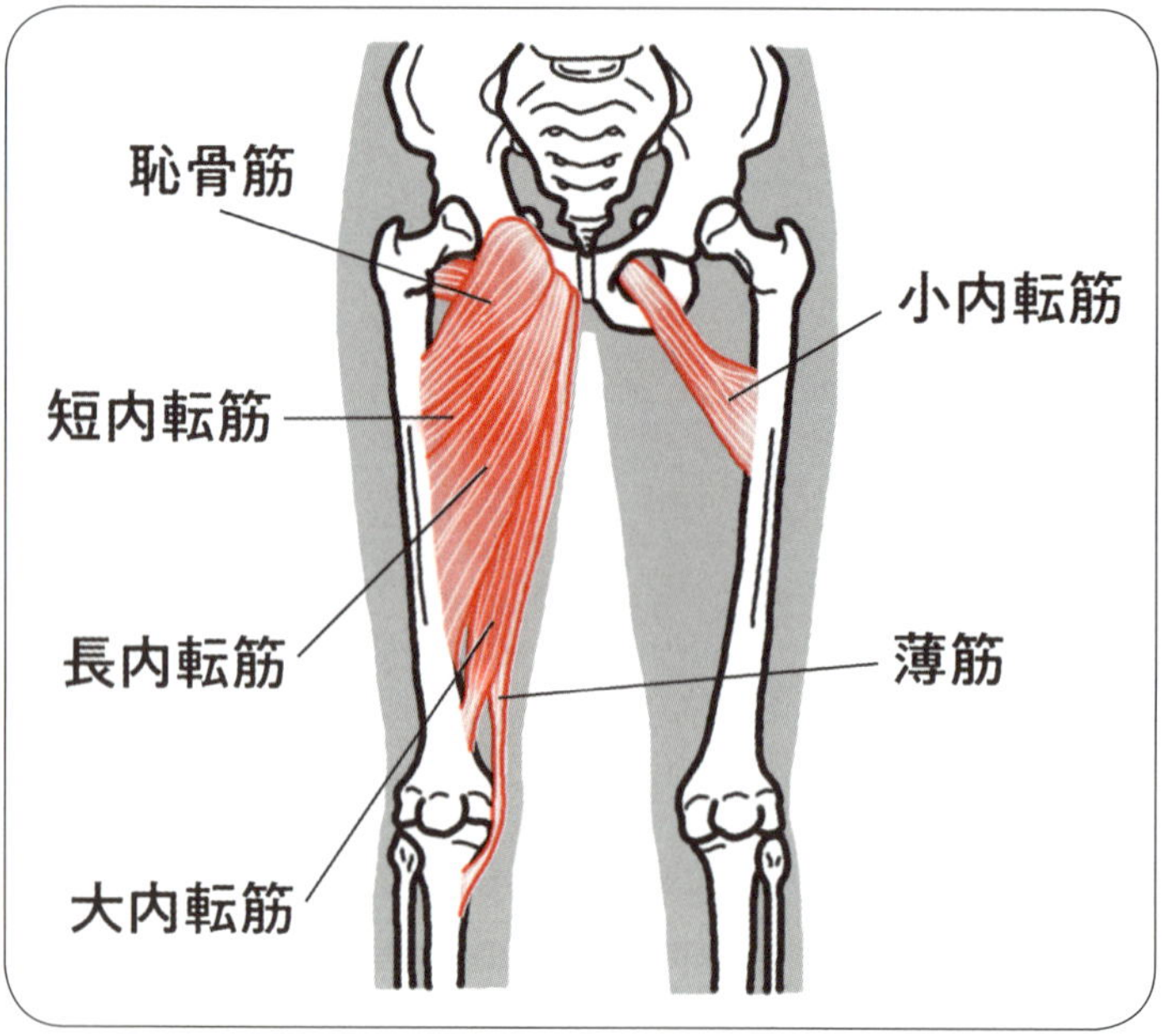

「内転筋」が弱るとO脚が進行する

「内転筋」を理解するには、その漢字を見つめてもらうのがいちばんいいでしょう。

その名のとおり「内転させる筋肉」、「内転」とは「脚を内側に閉じる」動きです（反対は「外転」、「脚を外側に開く」動きです）。

解剖学的にいうと、この「脚を閉じたり、開いたりする」という動きは、じつはむずかしいことです。人間がロボットでこの動きをつくろうとしても、なかなかむずかしいと思います。この動きを簡単にしているのが、「股関節」です。

股関節とは、股にある関節です。ひざ関節と同じ「関節」の仲間ではありますが、ちょっと種類が違います。

股関節は「球関節」といい、向き合う骨の連結部が、「球状」になっています。ですから、動きの方向が制限されない。あおむけに寝転べば、股関節をあらゆる方向へ回すことができるでしょう？　股関節は四方八方に動かすことができる「球関節」です。

一方、ひざ関節は「球関節」ではありません。向き合う骨の連結部が「皿状」になっていて、曲げ伸ばししかできません。こういった関節を「ちょうつがい関節」といいます。

大腿骨にくっついて、股を閉じる動きをになっている筋肉が「内転筋」です。

もし内転筋が弱ると、大腿骨は外転・外旋し、いわゆるがに股になりO脚が加速します。股関節やひざ関節にいっそうの負担がかかり、「変形性ひざ関節症」が進行します。

それだけではありません。「骨盤を支えること」も内転筋の大事な仕事です。内転筋が仕事をサボると、骨盤がゆがみ、腰を含んだ広い範囲に悪影響が及び、歩くことさえ困難になります。「腰痛」も、あっという間に悪化します。

内転筋は「骨盤底筋群」とも連結しています。

骨盤底筋群とは、骨盤の底にある筋肉や靭帯の総称です。おなかの底にある筋肉のグループで、まるでハンモックのように、膀胱《ぼうこう》や子宮（女性の場合）などの大切な臓器たちを支える重要な働きをしてくれています。

骨盤底筋群とつながる内転筋が衰えてくると、悲しいかな、この骨盤底筋群も共倒れになり、尿トラブルや、脱腸、子宮脱が引き起こされることもあります。年齢を重ねれば重ねるほど、大事な存在というのは、そんな理由もあります。

さらに、内転筋は腹筋にもかかわっています。内転筋群の中のひとつである大内転筋は、坐骨結節や内閉鎖筋を介して骨盤底筋とつながっています。骨盤底筋と腹横筋《ふくおうきん》は姿勢保持に大切なインナーマッスル（深層筋）です。内転筋群が働くことで、骨盤底筋を介して腹横筋の活動が高まることが報告されています。

一流のスポーツ選手などは、内転筋が秘めるパワーに注目し、日常的に鍛えています。たとえばサッカーの場合。足の内側でボールを蹴る際には、内転筋の力を発揮させねばなりません。

もちろん僕たちはスポーツ選手ではありませんから、ジムなどに通い筋肉を鍛える必要はありません。ただ、「名前を知ること」で、その存在をよりくわしく知り、意識することができます。

「太ももにある筋肉でしょう？」そんなふうになんとなく認識するのが悪いわけではありませんが、名前は意外と大切です。「太ももの内側にある内転筋！」と覚えると、そこへの意識は確実に高まっていくのです（内転筋は筋肉の〝総称〟ですが、それでも十分です）。

筋肉を「自前のコルセット」に進化させよう

ひざの痛みのせいで歩くことがおっくうになり、運動量がガクンと減る人は多いものです。「痛い」から「歩けない」。痛いときに活発に動こうなんて思えるわけがありません。

でも、そこが怖いところで、ひざに限らず、からだのどの部位にもいえますが、「使われないところは、筋力などの力や機能が落ちていくようにできている」という事実があります。大げさな表現ではなく、**「使わない」というのは、「現状維持」ではなく、「衰える」一方になってしまうのです。**

医学的には、そのような状態を「廃用症候群」と呼びます。

つまり、ひざを使うことが減ると、脳は「ひざはもうお払い箱だな」と判断し、ひざの筋力は衰え始めるのです。すると、太ももなどの筋肉がみるみる落ち、やせていきます。

太ももの筋肉が衰えると、骨はぶつかりやすくなり、余計に割れやすくなります。ひざの関節の中で微小骨折が起こりやすくなり、痛みもより強く激しくなります。

「歩かない」→「筋肉が衰える」→「骨がぶつかりやすく、割れやすくなる」→「痛みがおさまるどころか、ひどくなる」——この悪循環のできあがりです。

こうなるとご家族は、ちょっとくらい痛みがあっても、「引きこもっちゃダメ！」「なるべく歩いて！」「車椅子を常用しないで！」とご本人に言いますが、**O脚のまま歩くと、内側の軟骨や骨が減らないよう、ひざの骨の内側の少し残った軟骨は、どんどん減っていきます。ですから、内側の軟骨や骨が減らないよう、「内もも歩き」で歩いていただきたいと思います。**

また、体重をかけることなく、座った姿勢のままでも太ももの筋肉を鍛えられる方法がありますのでご紹介します。歩かずに大腿四頭筋を鍛えられます。それが、「足指にぎり」という体操です。

この体操のねらいは、**「自分の筋肉を鍛えることで、〝装具〟にしてしまうこと」**。

お医者さんなどに勧められて、「装具」を買い求め、常用している人もいるでしょう。たしかに、それは痛みを止めてはくれるかもしれません。ひざが左右にグラグラとゆれるのを防ぎ、固定してくれるわけですからね。目先の痛みから逃れる手段としては、効果的です。

ただ、その装具をつけていることで、サボるパーツが出てきてしまう。それが「太もも前の筋肉」です。すると脳に「あいつはもう働く気がないんだな」と判断され、筋力がますます落ちてしまいます。先ほどの「廃用症候群」です。

そうならないために「太もも前の筋肉を思いっきり働かせよう、活躍させよう」というのが、この体操のねらいです。その結果、太ももの筋肉が「装具」の程度にまで強度を取り戻し、脚全体に活力を復活させてくれることになります。

ちなみに、この「大腿四頭筋」という名前も、きっと、「内転筋」と同じくらい聞き慣れない言葉かもしれませんが、これからいっそう仲よくしていくべき筋肉なので、どうか覚えてくださいね。

この大腿四頭筋を鍛える方法は、簡単にいえば「太ももを上げた状態で足の指をギューッとにぎる」というものです。ただし正しい姿勢で真面目に行うと、腹筋も使い、若く健康な方でも、きっととても疲れるでしょう。

反対に、「ラクラクできて、しんどくない」という場合、フォームが間違っている可能性があります。最初は鏡で確認しながら行うと理想的です。

歩かなくても大腿四頭筋がよみがえる「足指にぎり」

【足指にぎり】（70ページ）

①椅子に腰かける

リラックスして椅子に座り、おなかをへこませます。それだけで腹筋が使われます。

②脚を上げる

椅子に腰かけたまま、一方の脚を床と平行に伸ばします。おなかに力を入れたまま行います。脚をゆっくりと上げます。はじめはむずかしいですが、股関節と同じ、もしくはそれ以上のところをめざして引き上げます。

③足の指をギューッとにぎる

足の指先をピンと空に向け足首を直角に曲げます。その状態でじゃんけんのグーをするように、足の指すべてをギューッとにぎり、5秒静止します。ももの前の筋肉が張っているのを確認してください。足がまったく上がらない人は、上がるところまででOKです。

④脚を下ろす

脚をゆっくりと下ろし、おなかもゆるめます。もう一方の足で①~④を行い、左右の足を交互に、それぞれ30回ずつ行います。

※1日3回、「朝、昼、晩」。それぞれの食事の前に、30回づつを行ってください。

テレビのCMの合間に行うのもおすすめです。筋肉痛になるかもしれませんが、筋肉痛は古い筋肉が新しい筋肉に変わっている証拠です。できるかぎり挑戦してください。

筋肉を「なんとなく使う」のはもったいない

次にご紹介する「壁背伸び体操」では、腹筋と骨盤底筋群を同時に刺激することができます。そもそも、日常で腹筋をまったく使っていないという人はまずいないはずなのですが、**筋肉は「意識して使う」か「なんとなく使う」かで、その状態に雲泥の差が出てしまうものです。**

毎日の一瞬一瞬の積み重ねが、「結果」に大きな差を生む、筋肉はそんな素直な組織だと思ってください。

この体操は、壁を背にして背伸びをしていくというシンプルな体操ですが、「腹筋」さらには「骨盤底筋群」を同時に、意識して使えるようになる体操です。

腹筋がきちんと仕事をしていると、骨盤が不用意に後傾することがなく、腰骨（腰椎）が立ち、姿勢が整います。

腹筋が落ちることでいちばん困るのは腰椎です。腰の骨は、1本の長い骨ではなく、小さな腰椎が積み重なってできています。腰の骨は靭帯と周囲の筋肉によって安定を保っていて、現代生活では背筋は落ちにくいのですが、腹筋は容易に落ちていきます。

たとえば人は重い荷物を、大抵からだの前で持ちます。このときに背筋が使われ鍛えられますが、一方で、腹筋はあまり使われないのです。使われない腹筋は脂肪に変わり、おなかがぽっこりしてきます。

腰椎が安定するには、からだの前側の腹筋と後ろ側の背筋が欠かせませんから、おなかがぽっこりして腹筋が効いていないと、前後に不安定になりやすくなります。腰椎が前後にグラグラすることで、脊柱管を通る神経が引っ張られてしびれたり、圧迫されて痛みが出たりします。いわゆる脊柱管狭窄《きょうさく》症の最初の症状です。

腹筋を鍛えることは、腰痛の予防・改善に有効なのです。

腰痛もちの人は、「腰痛ベルト」を使ったことがあるかもしれません。腰痛ベルトとは、「腹筋」の役割を肩代わりしているだけの、その場しのぎの方法でしかありません。

腰痛を予防・改善するには、腹筋を鍛えなくてはなりません。この壁を背にして行うだけの簡単な体操は、シンプルですが効果的です。

この体操で腹筋と同時に自然に鍛えられるのが、先ほども登場した「骨盤底筋群」です。「骨盤底筋群」は、使われないと弱っていき、日常生活でさまざまな不便を引き起こします。腹筋と骨盤底筋群もつながっているので、同時に使うことで再度活性化されます。

肛門は、「締める・ゆるめる」を自分の意思でコントロールできます。その「締める・ゆるめる」という繰り返しを、もう少し広い範囲で行ってみてください。つまり、肛門や性器などの一帯に意識を集中させ「締める・ゆるめる」を繰り返します。

「そんなことで?」と驚かれるかもしれませんが、それだけで骨盤底筋群を鍛えることができます。僕がご紹介している「壁背伸び体操」では、壁に背中をつけた状態で、この「締める・ゆるめる」という動きを行います。

腹筋と骨盤底筋群を復活させる「壁背伸び体操」

【壁背伸び体操】（72ページ）

①壁の前に立ちお尻と肩甲骨を壁につける

壁の前に立ち、「お尻」と「肩甲骨」を壁につけます。壁に寄りかからず、あくまでつけるのは「肩甲骨」です。誤って肩をつけないようにしましょう。両足は腰幅程度に開けておくと安定します。

②背伸びをする

①の状態で思いきり背伸びをします。そのとき、ひざの下の硬い筋肉を使っていることを意識してください。肛門をキュッと締め、おへそをグーッとひっこめ「おなかの皮が背中とくっつく状態」をイメージします。筋肉は収縮してまっ白になり、血液が流れ込まない状態です。肋骨《ろっこつ》の間隔を開けるつもりで、背伸びを5秒間キープします。

③かかとを下ろし、全身の力をゆるめる

全身の力をゆるめます。この瞬間、筋肉に血液がドバッと流れ込み筋肉をつくってくれます。

※②〜③の動きを10回繰り返します。それを「1セット」とします。1日に最低1セットは行うことを、習慣化していきましょう。

この運動は、真剣に行うと1セットに5分ほどかかることがありますが、それで正解です。適当にやっていたら、あまり意味がありません。最初は、回数が少なくてもいいので、1日に回数を多く行うことよりも、1回をしっかり長く続けることをめざしてください。

この体操は、壁を背にして行う動きなので、転んだりつまずいたりすることがほとんどありません。腹筋というと、キツイ筋トレをイメージする人もいるかもしれませんが、キツイ思いをすることなく、安全に行うことができる「壁背伸び体操」。壁を見たら行う、など習慣化すると、何歳からでも腹筋をよみがえらせることができます。

脊柱管狭窄症すら遠ざけてくれる

「脊柱管狭窄症」を予防・改善する「壁背伸び体操」。脊柱管狭窄症は、前述のとおり脊椎が前後にズレることで生じます。

脊椎の中には脊柱管という管があり、脳と手足をつなぐ脊髄神経が通っています。脊椎がズレることで、椎体を連結している黄色靭帯が肥厚したり、椎間板や椎体骨が飛び出し、脊髄神経の通り道が狭くなることが痛みの原因です。

70歳を超えると、かなりの人が脊柱管狭窄症の症状を経験します。その症状とは、足の裏がしびれて感覚が弱くなったり、お尻から脚にかけて痛みやしびれが出たりします。また歩くと症状が悪化し、休むとやわらぐのが特徴です。前かがみになると症状がやわらぐため、頭部はどんどん前に出て、前章でお伝えした諸悪の根源であるニワトリ姿勢にまっしぐらとなってしまうわけです。

この「壁背伸び体操」を行うと、背骨がまっすぐに整います。この場合の「まっすぐ」というのは、「直線」という意味ではありません。**「いい感じの、本来あるべきS字カーブ」**

という意味です。

サスペンションとして十分〝しなる〟理想的なカーブを取り戻すことができれば、約30個もある背骨のそれぞれの脊椎は、あるべき位置へと戻ることができます。

しかし、この症状で病院に行くと、たいてい次の3つの薬を処方されて、それで「終わり」になってしまうのです。

まずは「痛み止め」、そして「傷んだ神経の回復を助ける」という理由で「ビタミン剤」、「血圧を下げて足先の血管を広げるため」という理由で「血管拡張剤」。

「痛みを消す」という結果を追求すると、このような薬、つまり対症療法が王道となってしまうわけです。

もしかすると、姿勢をよくするための「コルセット」なども勧められるかもしれません。

でも、コルセットも本質的には、筋肉を「鍛えるもの」ではありません。からだを補助してくれる器具の多くは、筋肉を「鍛えるもの」ではなく筋肉の仕事を「代行するもの」。やはり対症療法です。

対症療法ではなく原因を正すために、脊柱管狭窄症の患者さんには、次の「CS体操」もおすすめしています。

背骨の「ちょうどいいカーブ」が健康長寿の秘訣

日本人がおちいりがちな前傾姿勢や「ニワトリ歩き」から抜け出し、正しい姿勢を一生保つために、援護射撃をしてくれるのが「CS体操」です。

上半身を「Cの形」と「Sの形」にするこの体操で、背骨の理想的なカーブを取り戻すことができます。この「背骨の理想的なカーブ」というところに、大きな意味があるのです。

背骨は1本の骨から成り立っているわけではありません。先ほどもいいましたが、約30個の小さな骨が積み重なったものです。

7個の「頸椎」、12個の「胸椎」、5個の「腰椎」、骨盤にある4個の「仙骨」、そして尾骨からできた背骨は、横から見るとゆるやかなS字状にカーブしています（38ページ）。

子どものころ、「背筋《せすじ》をまっすぐにしなさい！」と叱られた経験がある人は多いかもしれませんが、「背筋」というか、「背骨」は本来、まっすぐではありません。むしろ背骨がまっすぐな状態は「平背《へいはい》」といい、よくない並び方なのです。

なぜなら、カーブのおかげで、僕らは立って二足歩行ができるから。この微妙なカーブこそ、人体の〝妙〟なのです。

僕らが歩いたり、走ったり、飛んだりするとき、必ず衝撃がかかります。その衝撃が、カーブのおかげで分散されて、からだへの負担が小さくなっているのです。

背骨は、衝撃を吸収してくれるスプリング、サスペンションです。背骨のカーブが衝撃や負荷を分散してくれるおかげで、骨盤がゆるんだり、ゆがんだりすることも避けられます。背骨の適度なカーブは、姿勢も美しくします。

現代は、カーブを失いかけている人は珍しくありません。それは、「ニワトリ歩き」をはじめとする、姿勢の悪さが原因です。だから、意識的に背骨のカーブを取り戻してあげると、からだにとてもいいのです。

この背骨のカーブを意識することで、肩や首の「こり」や「痛み」はもちろん、これまでお話ししてきた「脊柱管狭窄症」だけでなく「椎間板ヘルニア」など、さまざまな病気を遠ざけることができます。

郵 便 は が き

料金受取人払郵便

新宿北局承認

9197

差出有効期間
2026年 4 月
30日まで
切手を貼らずに
お出しください。

169-8790

174

東京都新宿区
北新宿2-21-1
新宿フロントタワー29F

サンマーク出版愛読者係行

ご 住 所	〒		都道府県
フリガナ		☎	
お 名 前		( )	
電子メールアドレス			

ご記入されたご住所、お名前、メールアドレスなどは企画の参考、企画用アンケートの依頼、および商品情報の案内の目的にのみ使用するもので、他の目的では使用いたしません。
尚、下記をご希望の方には無料で郵送いたしますので、□欄に✓印を記入し投函して下さい。
□サンマーク出版発行図書目録

1 お買い求めいただいた本の名。

2 本書をお読みになった感想。

3 お買い求めになった書店名。

市・区・郡　　　　町・村　　　　書店

4 本書をお買い求めになった動機は?

・書店で見て　　　・人にすすめられて
・新聞広告を見て(朝日・読売・毎日・日経・その他=　　　)
・雑誌広告を見て(掲載誌=　　　)
・その他(　　　)

ご購読ありがとうございます。今後の出版物の参考とさせていただきますので、上記のアンケートにお答えください。**抽選で毎月10名の方に図書カード(1000円分)をお送りします。**なお、ご記入いただいた個人情報以外のデータは編集資料の他、広告に使用させていただく場合がございます。

5 下記、ご記入お願いします。

ご職業	1 会社員(業種　　　) 2 自営業(業種　　　) 3 公務員(職種　　　) 4 学生(中・高・高専・大・専門・院) 5 主婦　6 その他(　　　)		
性別	男・女	年齢	歳

ホームページ　http://www.sunmark.co.jp　ご協力ありがとうございました。

骨の可動域を取り戻す「CS体操」

「脊柱管狭窄症」は昔からある病気で、八味地黄丸《はちみじおうがん》という漢方が、その症状を穏やかにとることで使われてきました。現在はその進化版の牛車腎気丸《ごしゃじんきがん》が使われます。草や木から抽出した自然の薬は、石油から作った西洋薬よりも副作用は少ないものです。

薬で痛みを和らげる対症療法ではなく、脊柱管狭窄症の原因療法が何かといえば、それは簡単にいえば、体型を発症前に戻すことです。

ぽこっとしたおなかをへこめ、腹筋をよみがえらせる。そして、しなやかな脊椎の自然のカーブを取り戻す。そのために、「壁背伸び体操」と「CS体操」が有効なのです。

「壁背伸び体操」は、小さい骨の集合体でしなやかな動きをする脊椎骨を安定させるという目的があり、そして、次にご紹介する「CS体操」は、背骨の可動域を取り戻す目的があります。

これらの体操を毎日行うことで、丸い穴が連なった脊柱管の並び方が正常に戻り、脊髄神経の圧迫が軽くなります。からだはすべてバランスです。「悪くなる要素」と、「元に戻る要素」がしのぎあい、いまの状態が生じているのですから、日々、「元のよい状態に戻る要素」を増やしていくことです。

この「CS体操」も他の体操も、「痛い」と感じるレベルまで、がんばりすぎる必要はありません。「痛い」というとき、その姿勢にはムリがあるのかもしれません。**あくまで痛くて気持ちいい「痛キモ」なところで、とどめてください。**

「CS体操」の行い方は、次のとおりです。「Cの形」、「Sの形」を1セットとして、1日に数度繰り返してください。

大事なことは、2種類を同じ程度に行うことです。たとえば「Cの形のほうがラクだから、そればっかり」というのはいけません。両極端に振れる「振り子」をイメージしてください。CとSとは、その「両極端」の姿勢をする、ということです。

写真でも説明しましたが、多くの現代人は「C」の再極端にいたるちょっと前、くらいの姿勢といっていいでしょう。ソファにかけていると、背中は丸まり、骨盤が後傾しています。

正しいのは、CとSのちょうどまんなか。振り子のように、両極端の姿勢をとることで、「中庸」をからだに覚えさせよう、というのがこの体操のねらいです。(74ページ参照)
ですから、この「CS体操」は、CとSどちらから始めてもOKです。効果に影響はありません。やりやすいほうから行ってください。

【CS体操】

①椅子に座る

素足の状態で、背もたれのある椅子に腰かけます。両足は少し開きぎみで。床を踏みしめ体重をかけられる体勢をつくります。両太ももを床と平行に、ひざは直角に曲げた状態で座ります。

②上半身をCの字にする

骨盤の横に両手を当てて、骨盤を後ろに倒します。倒しながらかかとを上げていき、頭は前に垂らして背骨を丸めておへそをのぞくようにします。横から見ると上半身でCの形を描いています。内転筋はゆるめて太ももは少し開いた感じにします。

③上半身をSの字にする

骨盤の横に両手を当て、骨盤を前に倒した状態で、頭が両足の間に入るくらい近づけます。骨盤の前傾をそのままにして、頭部を上げ背中を反らしていきます。内転筋を働かせ太ももを少し内側へ寄せ、骨盤が起きないよう固定して、背骨でSの形を描きます。

一生歩けるからだに変わる「軟骨再生体操」

ご紹介したこれらの体操と並行して行っていただきたいのが、この項目でご紹介する「足振り子体操」です。足をブラブラと振るだけのラクチンな方法で軟骨を再生し、ひざの痛みの軽減、予防につながります。

ではなぜ、この体操が有効なのか、まずはそれを説明したいと思います。

ひざの痛みは、ひざの軟骨がすり減ってしまい、骨どうしの微小骨折が起こることが原因、とお伝えしてきました。軟骨が減るのは、ひざの健康状態に大きく影響します。ですから、軟骨がすり減らない歩き方で歩くことの大切さは、お伝えしたとおりです。

さらに、軟骨がすり減りやすい時間帯やタイミングを知っておくことも重要です。
軟骨の9割は水でできています。寝ている間は動かないので、朝起きたときというのは、軟骨が一日のなかでいちばん、乾燥状態になっています。

朝起きてすぐ起き出すときが、1日のうちで最も軟骨を削ってしまうということです。

軟骨には血管や神経が通っていません。ですから、軟骨そのものを削っても痛くない。結果、気がつかないうちに、軟骨は毎朝すり減ってしまっているというわけです。
寝起きと同様に、たとえばずっと映画を見ていたり、何か集中していたりして、ある姿勢から急に立ち上がるようなときにも、乾いた状態の軟骨をすり減らしてしまいます。

このように、気づかないうちに軟骨をすり減らしてしまうのを防ぐと同時に、「ひざの潤滑液を増やして、軟骨を再生する」うれしい体操が、ここでご紹介する「足振り子体操」なのです。
ひざの関節は、袋状の組織（関節包《ほう》）に包まれ、その中で、骨と骨が連結しています。その袋の内側には、滑膜《かつまく》細胞という細胞があり、軟骨の栄養となる「関節液」を出して、ひざの関節内を潤してくれています。

足をブラブラ振ると、関節包の袋が伸びたり縮んだりします。すると、滑膜細胞が刺激を受け、ぬるぬるとした「関節液」を分泌します。これが、ひざ関節内の潤滑を促進して、微小骨折を起こさないようにします。

関節軟骨の新陳代謝は、血管ではなく、滑膜細胞から出る関節液によって行われます。軟骨がすり減っていたとしても、少しでも硝子軟骨が残っていれば、関節液はそれを再生します。まったくなくなった場合でも、ストレスがかからない状況下では線維軟骨が生成するという報告もあります。どちらにしても、この足振り体操で微小骨折を減らし、痛みを軽減・予防できるというわけです。

こうした足を振ることのひざ関節への効果は、２００８年に僕の恩師である山野慶樹教授が「別冊整形外科」に発表されました。

【足振り子体操】（76ページ）

①椅子に座る

リラックスして、椅子に腰かけます。

②ひざ下をブラブラさせます

そのままの姿勢で、片方の足のひざから下をブラブラと振ります。
※30回振ることを「1セット」とする。1日に「1セット」を3回繰り返す。

ちなみに、「関節液」は、水分やヒアルロン酸、コンドロイチンといった成分でできています。

ヒアルロン酸？　コンドロイチン？　聞いたことのある名前が出てきましたね。サプリメントとしてご存じの方も多いかもしれませんが、お伝えしたように、関節軟骨には血管や神経がありません。サプリメントを飲んでも、じつは関節へは届いていないのです。

背骨を支えるインナーマッスルを鍛える「多裂筋体操」

「内もも歩き」で外側に広がっていたひざが内側に戻り始めると、ひざの内側の関節への負荷が減り、骨どうしがぶつかり痛みを起こしていたひざの骨の内側にすき間が生まれ始めます。「足振り子体操」で関節液の代謝がよくなると、まったく軟骨がなくなっていたはずのひざ関節にも線維軟骨が生まれます。

それらと並行して行っていただきたい「足指にぎり」「壁背伸び体操」「CS体操」を、この章ではお伝えしてきましたが、最後にご紹介するのは、立って歩くために陰ながら不可欠なインナーマッスルをよみがえらせる体操です。

それが、多裂筋《たれつきん》体操です。多裂筋はからだの中の大黒柱のようなもので、立って歩くためには、この筋肉が不可欠です。頭部が前にいくことによるからだのバランスの崩れについては、冒頭からお話ししてきましたが、頭部を骨盤の上に戻すためには、いちばん下の骨盤底筋群、腹筋・背筋、それから深層筋であるこの「多裂筋」の働きが大切です。

多裂筋とはP79に示す背骨の深層筋で、小さな筋肉が連なって背骨を支えています。

これが背骨を反らせ、ひいては前に行った頭を、骨盤の上に引っ張って戻してくれる働きをします。頭を後ろにして、背骨を後ろに反らせることができたら、静かにアゴを引いて、本来の頭の位置に戻してください。そこに頭を固定して歩くためには、この深層筋の力が大切なのです。

この多裂筋をよみがえらせる体操は、はじめは少しむずかしいポーズですが、ムリをせずに行いましょう。静止している時間は、最初は短くても結構です。「痛気持ちいい」くらいの時間から始めてください。

【多裂筋体操】（78ページ）

①四つんばいの姿勢からスタートします

ひざが痛いときはタオルを敷きます。

②一方の手と反対側の足を床と平行に上げます

伸びきった状態で5秒静止します。

③反対側も同様に行います

左右交互に10回、それを1日1回行います。

圧倒的にこけにくくなる「足指ほぐし」習慣

筋肉を「意識して使う」のと「なんとなく使う」のとでは、その働きに雲泥の差が出る、ということをお伝えしました。「意識」というのは、想像以上に結果にかかわってくる重要な視点です。

年齢を重ねると、転倒することで寝たきりになってしまうのではという不安がつきまといます。実際、診察室を訪れる方も、一度転倒したことが原因で、その後さまざまな足腰の不調に悩まされているという方もたくさんいます。

こけない、転倒しないからだになるには、足元への「意識」が及び、大地を踏みしめる感覚で歩けていることが大切です。その感覚があれば、転倒はぐっと減らせます。意識の及ばないところに、からだの不調は起きはじめるといいます。

足に意識を向けるためのマッサージは、足の感覚を取り戻して転倒を予防することに効果的です。現代ではなかなかないことかもしれませんが、素足で歩く機会も、足の感覚を取り戻すことにつながります。

足の指は歩行時にバランスをとるのにとても重要ですが、現代人の足指は靴下に包まれ、窮屈な靴の中で1日の半分以上を過ごします。これもからだ全体のバランスを崩す大きな要素になっています。

足の底と足指がしっかり連動して、大地をしっかりつかむ感覚が大切であり、これは、たつみ式・正しい立ち方、歩き方を行ううえでの基礎ともなります。

毎日、足腰へ小さな声かけのつもりで、こんな「ひと手間」を行ってあげましょう。からだはいつだって、あなたのためにがんばってくれています。ねぎらいの気持ちをこめて、「今日も1日、一緒によろしくね」と、足に触れる習慣を持ちましょう。

【転倒予防に効果あり！　足への声かけ】（80ページ）

①足指を1本ずつ前後にもみほぐす

親指から小指まで、1本ずつ、前後に大きく開いてあげましょう。

②足指1本1本を広げる

1本ずつ、横に広げるイメージで。

③足の裏を「ぞうきんしぼり」のように、両手でひねる

「ショパール関節」と「リスフラン関節」。足の前側と後ろ側それぞれで、ひねります。

④足の指のつけ根に手の指をぐっと入れ、足首をゆっくり回す

足の平と手の平をぴったり合わせることがポイントです。

つらい炎症期にやっていいこと、いけないこと

「痛み」や「不調」という症状は、時間がたつにつれ、その強度が移り変わっていくものです。たとえば、ケガをした場合。次の4つの段階を経て、傷口は治っていきます。

血が出て、やがて固まる「出血凝固期」。からだじゅうからマクロファージなどの細胞が集まってきて、傷口を守ろうと奮闘してくれる「炎症期」。回復に向かい、血管や組織が新たにつくられる「増殖期」。傷跡が軽くなる「再構築期」。

じつはこの中で最もつらいのは「炎症期」です。痛みなどを最も多く感じるからです。でもそれはしかたがない。**「痛い」というのは「早く治して」というサインを脳はじめ全身に送っている証拠だからです。そのサインを察知して、傷口が自然治癒へと向かいます。**

そんな「炎症期」は、回復を早めようとあせらず、からだを休めることがいちばんです。炎症期に「内もも歩き」「足指にぎり」をする必要はありません。

炎症期がいつだかわからないという人は、「痛み始め」、もしくは「痛みが最高潮で動かせない」という時期を「炎症期」と考えるといいでしょう。そんな時期は、「神様がくれた夏休み」です。運動もお休み。自然治癒力におまかせしましょう。

不思議なもので、ふっと痛みが軽くなったり、なくなったりする時期がやってきます。それは「炎症期」というトンネルを抜けたというサイン。それから少しずつ「内もも歩き」「足指にぎり」を始めていきましょう。

患者さん方のひざ痛と日々向き合いながら、そして、国内外最先端のひざ治療を目の当たりにするなかで、**未来の変形性ひざ関節症の治療法は、金属に置き換える人工関節ではなく、自分の幹細胞から軟骨を再生する方法だと、僕は確信しています。**

しかしながら、現状の再生医療では、軟骨の再生はまだまったく実現していません。いま現在実現していることは、幹細胞を使ってはいますが、痛みという炎症をとる作用だけです。

患者さんは保険適用外のため、自費で百万円ほどもかけ、軟骨再生のいわば〝実験〟に参加しているというのが現状なのです。新しい医療はもちろん大切ですが、夢を持ってなけなしの貯金を使われる患者さんを見ることは辛いものがあります。

幹細胞による再生治療が確立されるまでには、もう少しの時間が必要でしょう。そしてそもそも、軟骨が再生したとして、歩き方が悪かったり過体重だったりと、ひざに過大な負荷をかけている原因が変わらなければ、再生した軟骨も、いずれまた削られ、なくなってしまうのです。

ですから僕は、手術をしようとしまいと、再生医療が成功しようとしまいと、自信をもって、ご紹介してきた保存療法を患者さんにご提案しています。

これは、自分のちからで「原因」を取り除く根本療法だからです。

第3章

100年元気な食べ方
——食べ過ぎは「病」である

体重が5kg減るだけで、3割の人が手術不要に

100年長持ちするための、からだの正しい使い方を知っていただいたら、次は「食べ方」です。「からだの正しい使い方」と「食べ方」は、車の両輪。自分の足で一生歩くためには、そのどちらも大切です。

「食べ方」とは、何を食べるか、どのように食べるか、ということ。

食べ方によって、からだは変わります。この章でお伝えしていくのは、からだを軽くする。つまり、減量していくための方法です。

私が普段、初診に訪れた患者さんに、3つのお約束事「①減量すること」「②大腿《だいたい》四頭《しとう》筋《きん》をよみがえらせること」「③内もも歩きを行うこと」を、説明会でお伝えし、3か月間取り組んでいただくということは前にお伝えしたとおりです。

どうして減量のことを口を酸っぱくして私が言うか、それはシンプルな理由からです。

「からだ」が軽ければ軽いほど、ひざにかかる負担は軽くなり、ひざ痛の原因である内側の微小骨折を抑えられるからです。だから痛みを減らすには、「体重」を減らしてあげればいい。ひざの痛みを予防するために、ひざの負担を減らすことが不可欠です。

そもそも歩くとき、ひざには「体重の5倍」の負荷がかかっているとお伝えしました。体重が増えることで、ひざへの負担は激増してしまいます。

50kgの人が、もし5kg太った場合。250kg（50kg×5倍）の負担が、なんと275kg（55kg×5倍）にまで増えてしまいます。

年齢を重ねると代謝が悪くなり、若いころの食生活のままでは、体重が落ちにくくなります。5kgの脂肪なんてあっという間についてしまうのは多くの人が経験していることでしょう。

でも、反対に、50kgの人が、もし5kgやせることができた場合。

250kg（50kg×5倍）の負担が、なんと225kg（45kg×5倍）にまで減ることになります。25kg、つまり小学校低学年のお子さんひとり分くらいの体重が、ひざの仕事から〝免除〟されることになる。ひざにとっては、大きな喜びに違いありません。僕がひざの痛みを切らずに治すために、減量しましょうと提唱し続けてきたのは、まさにこの理由なのです。

ひざの痛みをとるためには、からだの正しい使い方を知っていただいて、おかしい場合は正してもらい、がんばりすぎない範囲で筋肉を鍛えてよみがえらせる。それと同時に体重も減らしてあげたら、ひざへの負担は軽くなって、ひざの痛みのない、一生歩けるからだへと大きく前進できる、ということです。

しかも減量はひざの負担が減るという特典だけでなく、長いこと患った腰痛から解放されたり、糖尿病も薬なしで治るということも起こります。個人差はありますが、原因を正すという取り組みは、手術以上のうれしい奇跡を起こすのです。

実際、僕のチームでは、この「体重5kg減らし大作戦」で、全体の3割の患者さんが、手術をしなくていい状態が続いています。２０１１年に調べた年間データでは、ひざを切らずに治す僕たちの方法で、手術しかないと訪れた患者さん全体の46％が痛みがなくなり、または軽減され、手術せずに自分の足で歩けるようになっています。その人たちを含む「全体の30％」の人は手術をせず、その後数年間、診察室にいらっしゃらなくなりました。

体脂肪はひとまず無視、「からだを軽くする」ことを目標に

体重が軽ければ軽いほど、ひざにかかってくる負担も軽くなる。だから、一生自分の足で歩きたいなら、使い方を正しくすると同時に、体重を軽くする。

取り組むうえで大事なことは「むずかしく考えすぎず、すぐ始めること」だと思います。

「体重」と同時に、「体脂肪」や「筋肉量」を測れる機械もありますが、減量に取り組む際、私はひとまず他の測定は無視していいと思っています。まずは「体重」の推移に注目し、からだを軽くすることに努めることが第一歩です。

目標とする体重は、標準体重です。

標準体重は、身長（単位：メートル）×身長×22で求めることができます。たとえば身長が140cmの人なら、1・4×1・4×22＝約43kg、150cmの人なら49・5kg、160cmの人なら約56kg、170cmの人なら約63kgです。期限はどんな人もまず「3か月」です。

「3か月もがんばれない！」「5kgも減らせない！」

そんな声が聞こえてきそうですし、実際、説明会でこのことをお話しすると、皆さんの顔がくもります（笑）。

「せんせ〜私にはムリ！」とおっしゃる方もいますが、「ムリ！」と決めつけることは、自分の能力をブロックすることで、とってももったいないこと。**僕は、意識こそからだを動かしている大切なものだと思っています。意識が「できる」「そうなる」に向いたら、できないことなんて本当はないのです。**

人は変化することを好みません。新しい自分になることが怖いからです。昨日と同じだと安心する、それが人間です。ですが、と僕は患者さんにお話しします。「今日は自分のひざを変えたいから、ここに来られましたね？ だったら、昨日までと同じことをしていたら、明日もひざは痛くなっていきますよ。**今日を境にコロッと生き方を変えてください。生き方とは、その歩き方と食べ方です**」と。

僕は「ムリ！」と言う人にはいつも、Yさんの例を話して、心のハードルを下げていただくことから始めます。

ひざに痛みを抱えていた69歳女性のYさん。彼女は、初診にいらして参加された「保存療法説明会」で僕がお伝えしたあの約束事を行い、3か月間でなんと18kgもの減量に成功されました。

最初の1か月間は本当につらかったとYさんは話してくれました。顔のシワが急に増えて、表情もけわしく変わっていった、と。でも、3か月目に入ると、顔にツヤが戻りシワもなくなっていきました。そして、まるで羽が生えたかのようにからだが軽くなったように感じられたそうです。

もちろん、ひざの痛みは解消し、手術することなく、痛くない自分の足で毎日の生活を送れるようになりました。再診で診察室を訪れてくださったYさんと僕は、手を取り合って喜びを分かち合いました。

こんな〝奇跡〟を次に起こすのは、他でもない、あなたです。ではYさんがどうやって体重を落とされたか、その方法をお伝えしましょう。

運動より「食べない」ことでやせる

僕が提案する**「たつみ式・長生きダイエット」**は、シンプルです。

①「空腹の日」をつくって食べる量を減らすこと

②しっかり消化させる食べ方で栄養をとること

このふたつを実践するダイエット法です。

ダイエットというと、真っ先に「運動」を思い浮かべる人がいるかもしれません。体重は単純に入る量と出る量で決まります。出るというのは運動や排出のことです。入るというのは単純に口から入れることです。

「食べる量を減らす」という、入れることを減らす方法のほうが、じつは「運動をするダイエット法」より効果的で長続きします。

そもそも、運動で消費できるカロリーというのは、意外と少ないのです。たとえば、体重50kgの人が、時速8キロの30分間のランニングで消費できるエネルギーの量はたった

200キロカロリーだといわれています。

それはピザにたとえると、たった1切れ。200キロカロリーを30分も走って消費するより、食事で200キロカロリー分、食べるのを控えたほうが効率はよいはずです。

そもそも僕の患者さんに走れる人はほとんどいません。僕は、どうしたら食べる量を減らすことができるかという視点で、続けられる減量法を模索しました。

いまの「たつみ式・長生きダイエット」が成功する前には、失敗した方法もありました。自分のからだで実験しましたが、僕はまず1日1食抜くことにトライしてみました。これは結構苦しいものです。みんなが楽しそうにランチへ行くのに、ひとりでお茶を飲む。それでもなんとか1か月やりきったのですが、体重は4kg増えていました。完全に1か月間、お昼を抜いたのに減量失敗です。お昼を抜くと想像以上におなかがすき夕食の量が知らず知らず増えていたのが原因でしょう。

その次にトライしたのが週1回絶食です。1週間は7日。うち1日だけを食べない日にしてみました。さてどの日にするか？　月火水は手術の日です。食べないでいると手が動かなかったり、フラフラしたら危ないと思いました。木金は外来の日です。僕の診察室にいらっしゃる患者さんたちは手強いから、絶食している場合ではないと思い、土日に設定しましたが、これも失敗しました。誰が見張っているわけではないのですが、隠れて食べてしまいました。その結果、自分が情けなくなりました。

では、成功した方法をご紹介しましょう。

からだは「消化」で疲れきっている

1週間に1日だけを食べない日にする。それを1週間でいちばん忙しい日にしてみました。

僕がいちばん忙しいのは手術が4〜5件ある月曜日です。月曜日は朝7時半から病棟回診をし、8時50分から手術開始。夕方まで手術をふたつの部屋でこなして、夕方もまた病棟回診です。いちばん忙しい月曜日を選んだことが大成功でした。

朝食べないで病院へ来て回診し、その後の朝の手術は問題なく終了しました。皆がランチに行っているあいだに、翌々週の手術申し込みや点滴入力、理学療法指示入力をしました。そして午後の手術。部屋には心電図のピッピッという音が響いています。その中でキュゥ〜クルクルクルと大きな音で僕のおなかが鳴り響きました。

おなかが鳴る音は、腸が動いている音です。腸の蠕動《ぜんどう》運動で中のガスが移動して響くのです。不思議と午後からの手術は集中力が上がり、手術の仕上がりもバッチリきれいで、手術時間も少し短く済みました。

これは経験してみて、初めてわかったことでした。おなかがすいたからと、その段階で食事をとると、その消化吸収で多大なエネルギーを使い、頭の回転はやや落ちるという事実もわかりました。

食べないとフラフラするとか、手が動かないというのは、絶食をやったことがない自分の妄想だったと、からだで理解することができました。

1日食べなかった翌朝は便は出ないと思うでしょう？　それは反対でとっても快便になるのです。ですから便秘をしている人には僕は絶食を勧めるようになりました。毎日の快便が、からだにとってはとても重要です。滞りなく流れていることが自然だからです。

便秘をしている人のなかには、食べることで、上から物を入れて下へ押し出そうと試みる方がいます。しかし、からだはトコロテンとは違いますから、それは大きな間違いです。

食べることで腸の中はいっぱいになり、エネルギーを消耗します。腸は疲れてしまい、動かなくなって便が滞るのです。絶食をしたらおなかが鳴ります。腸に元気が戻り、よく動いて古い宿便でさえ運び出してくれるのです。

週に1日だけ「食べない日」をつくること。僕はその日を空腹を楽しむ「空腹の日」と呼びます。患者さんのおひとりは、最初はたまらなくつらかったので、「タマランの日」と名づけた人もいます。イスラムの絶食ラマダンにかけたのですね。

空腹の日でも、タマランでも、なんと呼んでもいいので1度自分の体で試してみてください。おすすめはいちばん忙しい日です。そしてその効果、体験に驚かれると思います。

「空腹の日」は1週間に1日。空腹の日には、固形物はいっさい食べません。水かお茶だけで過ごします。水以外に、砂糖の入っていないブラックコーヒーやお茶（無糖）は飲んでもよいとします。ジュースや甘い飲み物はNG。

おなかがすいたなと思ったら、お茶を飲みます。するとあなたのからだはため込んだ皮下脂肪を分解し、そこからブドウ糖をつくり出します。

サンマーク出版
ロング・ベストセラー

ご希望の本がお近くの書店にない場合は、小社までご注文ください。（送料別途）

ご注文はインターネットでも承ります　https://www.sunmark.co.jp

〒169-0074 東京都新宿区北新宿 2-21-1
tel.03-5348-7800　fax.03-5348-7801

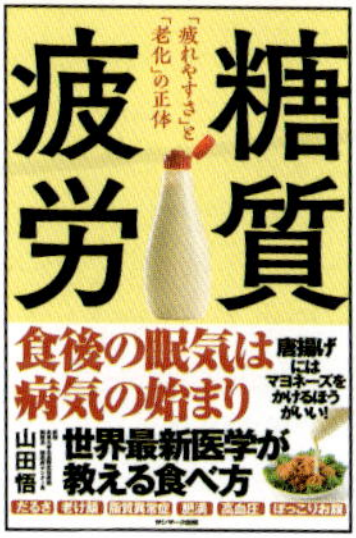

糖質疲労

ジャンル：健康

山田悟 著

食後に眠い人は、すぐ読んでください。
「疲れやすさ」と「老化」の正体は糖質にあり。
北里大学糖尿病センター長が教える世界最新医学、糖質コントロール食事法！10万部突破！

定価＝1540円（10％税込）

ISBN978-4-7631-4121-7

← LINE でこの本を試し読み！

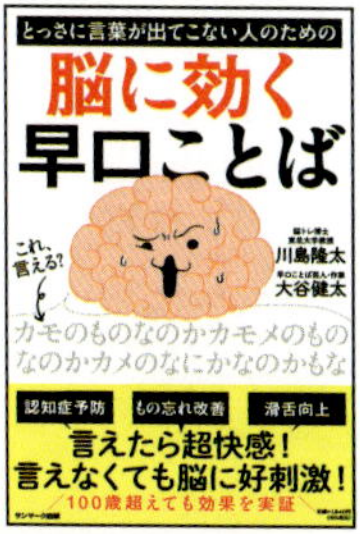

とっさに言葉が出てこない人のための 脳に効く早口ことば

川島隆太 監修　大谷健太 著

ジャンル：健康

「あれ…えーっと？」こんな風に会話がフリーズしてしまう経験ありませんか？脳トレ博士と早口ことば芸人が生み出した脳に効く早口ことばを63個収録。口に出して楽しく認知症予防ができます！

定価＝1540円（10％税込）

ISBN978-4-7631-4141-5

← LINE でこの本を試し読み！

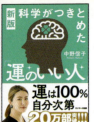

定価＝1650円（10%税込）
ISBN978-4-7631-4080-7

新版 科学がつきとめた「運のいい人」

中野信子 著

ジャンル：教養

運は100%自分次第！「運がずっといい人」には科学的根拠があります！日本再注目の脳科学者がつきとめた運のいい人だけがやっている思考と行動。強運は行動習慣の結果です！

←LINEでこの本を試し読み！

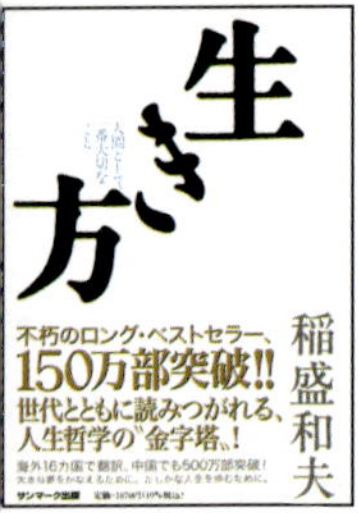

定価＝1870円（10%税込）
ISBN978-4-7631-9543-2

生き方

ジャンル：自己啓発

稲盛和夫 著

大きな夢をかなえ、たしかな人生を歩むために一番大切なのは、人間として正しい生き方をすること。世界的大企業・京セラとKDDIを創業した当代随一の経営者がすべての人に贈る、渾身の人生哲学！

←LINEでこの本を試し読み！

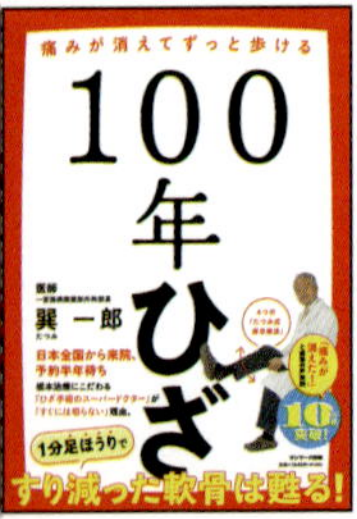

定価＝1540円（10%税込）
ISBN978-4-7631-4066-1

100年ひざ

ジャンル：健康

巽 一郎 著

世界が注目するひざのスーパードクターが教えるひざが手術なしで元気になる3つの方法。
すり減った軟骨は「1分足ほうり」で甦る！
ひざにお悩みのあなたは必見です！

←LINEでこの本を試し読み！

子ストアほかで購読できます。

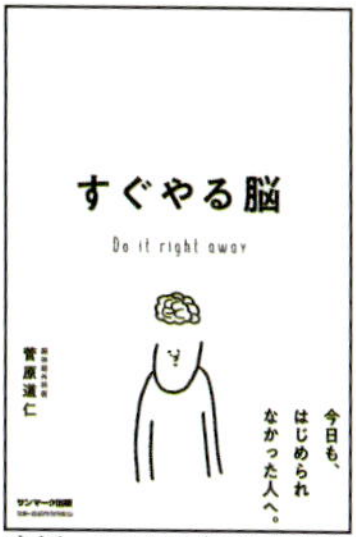

定価＝1540円(10%税込)
ISBN978-4-7631-4167-5

すぐやる脳

ジャンル：自己啓発

菅原道仁 著

やりたいことはあるけど先延ばしにしてしまう…今日も、はじめられなかった人へ。脳神経外科医が教えるドーパミンの力で勝手に脳をやる気にさせる方法、教えます！

←LINEでこの本を試し読み！

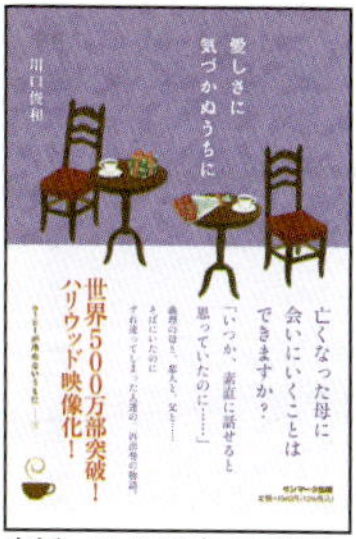

定価＝1540円(10%税込)
ISBN978-4-7631-4104-0

愛しさに気づかぬうちに

川口俊和 著

ジャンル：文芸

過去に戻れる不思議な喫茶店フニクリフニクラで起こった心温まる四つの奇跡。
ハリウッド映像化！世界500万部ベストセラーの『コーヒーが冷めないうちに』シリーズ最新作！

←LINEでこの本を試し読み！

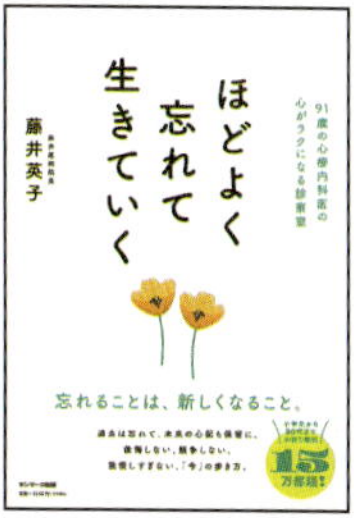

定価＝1540円(10%税込)
ISBN978-4-7631-4035-7

ほどよく忘れて生きていく

藤井英子 著

ジャンル：教養

91歳の現役心療内科医の「言葉のやさしさに癒された」と大評判！いやなこと、執着、こだわり…。「忘れる」ことは、「若返る」こと。心と体をスッと軽くする人生100年時代のさっぱり生き方作法。

←LINEでこの本を試し読み！

電子版はサンマーク出版直営

「空腹の日」を1日過ごすと、翌日は自然と食べ物への感謝の気持ちが生まれます。明けた翌朝は、ゆっくりと朝食を味わい、よくかんで食べるようにします。「食べる量」がおのずと減ってくるでしょう。

食事をとるときの「意識」をこうして変えていくのです。

テレビを見ながらとか、新聞を読みながら食事をかき込むという食べ方は最悪です。時間がないなら食べないほうがましといえるでしょう。そもそも1日にきっちり3食を食べないといけないという考え方が間違いです。

現代日本で栄養不足で死に至る方はほぼいません。しかし食べすぎでさまざまな病気になっている人は数えきれません。食に対する考え方、意識を変えていきましょう。まずは週1日の空腹の日を体験することで、あなたの今後の人生は一変します。

空腹の日は、じつはからだにとって、とてもありがたい日でもあります。**そもそも、「消化」とは、からだにとってはとっても疲れる〝仕事〟なのです。**食べ物を消化することは、僕たちの想像以上に、からだは消耗して負担がかかっています。

1日の絶食のあいだ、消化器はそのぶんゆっくりと休むことができます。エネルギーを消化に使わなくてよいので、からだは他の〝仕事〟をすることができます。

病気や不調にお悩みの人が、「絶食をしたら改善した」と感じるのは、そのせいでしょう。**絶食をすることで、細胞内のミトコンドリアが増え、からだが「回復モードになる」**という論文もあります。

野生に近い生きものは体調が悪くなると、絶食をします。飼い犬や飼い猫でさえ、自分のからだの異変を察知すると、食事を拒むようになります。飼い主は心配のあまり、躍起になって食べさせようとしますが、それは大間違いで、「食べないほうが、不調を根治できる」ということを、動物のほうがよくわかっているということかもしれません。

「1日とにかく食べない」という点では、健康雑誌などでよく紹介されている「ファスティング」「断食」と似ていますが、僕の提案はよりいっそうシンプルです。たとえば、よくある次のようなルールはありません。

「断食明けには△△△を〝回復食〟として少量から食べましょう」

「断食中には、栄養が凝縮された□□ドリンクを、◎時間に1度、◎ml飲みましょう」

むずかしいことは考えなくてOKです。断食の合宿や、教室、セミナーなどに通う必要もありません。**お金をかけずに、単に「食べない空腹の日をつくる」**。その結果は、やったことがないいまのあなたが想像するよりは、はるかに大きなものがあります。

すでに50年、60年生きてきて1度も絶食をしたことがないという人がほとんどです。人生は貴重な体験の連続です。ぜひすばらしい人生初の体験を試みられてください。

「早食い」がどうしても太ってしまう理由

なかなかやせない人の多くは、早食いがクセになっている人、ながら食いがクセになっている人も多いです。食事とは、あなたのからだになる生命に感謝をして、それと向かい合って食べることが重要です。

早食いがなぜやせない原因であるかは簡単です。栄養が足りていないから、量を食べてしまうのです。

早食いの最大の欠点は、唾液（つば）が十分に出ていないことです。咀嚼《そしゃく》の目的は、食物を細かくするだけではなく、唾液とよく混ぜて胃に送るということがあります。

僕は「空腹の日」明けでも、脂っこいものでなければ、好きなものを適量食べていいですよ、とお伝えしていますが、その際も、「よくかんで、唾液をしっかり出して食べる」ということは必要です。

これはもちろん、「空腹の日」明けのことだけではありません。何を食べるにせよ、唾液をしっかり出し、口の中でかんだ食べ物が、唾液としっかり混ざり合ったうえで、食道を通り、胃に送られなければなりません。

この唾液をしっかり出して食べる、という食べ方を僕は「15秒ルール」として、食べ方の2本柱のひとつとしています。

これは、かみ始めるまでの15秒間、食べ物を舌の上に置いた状態で待つことで、唾液という消化液をしっかり分泌させるのです。唾液と食べた物をしっかり混ぜ合わせて、胃に送り込むということです。

ためしに、口に入れるものを、15秒間舌の上に載せてみてください。

最初の5秒間で、唾液がジワーッと出てくるのがわかるでしょう。

ついかみ始めてしまいそうになるのをぐっとこらえて、残りの10秒間を我慢すると、さらに唾液が出てきます。

唾液はとても重要な消化液です。唾液の分泌量が増えると、胃はスムーズに仕事ができるようになります。

胃が食べ物を効率よく消化することができると、栄養の消化吸収率がアップします。きちんと消化された状態でないと、からだはせっかく食べ物に含まれている栄養分を腸から吸収できません。消化液をきちんと出すことは栄養吸収のために不可欠なのです。

人は、食べ物からきちんと「栄養」がとれると、満腹感を得られるようにできています。

ジャンクフードを食べても食べても満足感が得られないのは、そこにからだにとって必要な「栄養」がないからです。からだが必要とする栄養を摂取できれば、不思議と満腹感も得られます。

満腹感を得られると、「もう食べるのをやめておこうか」と自然に思えるようになります。つまり、「15秒ルール」を習慣化できると、きちんと栄養がとれて、肥満からは遠ざかるのです。

逆流性食道炎も防いでくれる「15秒つばルール」

「唾液を出すために、よくかみなさい」とよくいわれます。もちろん、唾液をたくさん出すことが必要なのはお伝えしたとおりですが、「かみなさい」といわれると、人は「かむこと」ばかりに気をとられるものです。

大切なのは、かむことで食べ物をかみ砕くことではなく、唾液を出すということ。

唾液がジワーッと出てくることに意識を向け、舌の上に食べ物を置いて、あえて何もしない瞬間をつくり、そのうえで「かむこと」をおすすめしています。

日本人の3人に1人にその症状があるといわれている「逆流性食道炎」という病気があります。逆流性食道炎とは、胃の中のものや胃液が食道に逆流し、胃液の強力な酸によって、食道の粘膜を傷つけ、胸焼けなどが起こるものです。

胃液の逆流を防いでいる、食道と胃のつなぎめの筋肉「下部食道括約筋《かぶしょくどうかつやくきん》」が、加齢により衰えることで、胃の中のものが逆流することで起こるとされます。

僕にいわせれば、そうむずかしく説明せずとも、**逆流性食道炎の原因はひとこと、「早食いだから」**です。

ながら食い、早食いをして唾液分泌が不十分な場合は、胃がこんなものは受けつけられませんと返してきます。それが逆流性食道炎の原因です。

胃液とともに返されるため、胸焼けがします。病院へ行くと、逆流性食道炎という病名をもらいＰＰＩ（プロトンポンプ・インヒビター）という薬を処方されます。これは胃液の分泌を止める薬です。胸焼けはきれいに治りますが、さて、それでいいのでしょうか？

早食い・ながら食いをした（原因）ために、その結果、唾液の分泌がなされなかった。そこで胃液を止める治療をして胸焼けという症状が消失しました。症状の胸焼けは、治ったのでそれでよしとしたいのかもしれませんが、からだはＮＯといいます。

胃液が止められ食べたものがきちんと消化されないため、からだの栄養になっていないからです。そのため、量を食べることで補う必要が出てくるのです。

私たちのからだは、何も間違ってはいないのです。唾液とともに胃に送られることで、食物は安全に分解・消化、吸収が可能となります。唾液が少なく、これでは消化できませんよ、と返してきた。このからだの正しい反応を、誤っていると考えて、胃液を止める薬を飲むと、からだはますますバランスを崩していくことになります。

何かをしながら、とか、テレビを見ながら、皆さんもつい早食いしてしまうことはありませんか？　それは、からだにとって負担のかかる食べ方です。早食いを防ぐいちばんの方法が、この「15秒ルール」です。

15秒、かみたい気持ちを我慢して、待つ。

舌の上の食物の味に気持ちを集中させます。植物でも動物でも、いまから自分がいただくものに思いをはせたとき、自然と「いただきます」という言葉が浮かぶかもしれません。

そんな「食べ方」こそ、１００年長持ちするからだをつくるのです。

玄米の栄養と解毒作用

ここまでで、「食べないことの効用」と「15秒ルール」で早食いをやめるからだにいい食べ方についてご説明しました。

それでは、食べるときには何を食べたらよいか。

基本は、ごはん（とくに玄米）と味噌《みそ》汁に、地元の野菜や青背の魚などの「日本食」です。加工食品はもちろん、肉や白砂糖もなるべく控えたほうがいいでしょう。

そうした食事が主だった1970年ころには、元気なお年寄りがいっぱいいました。特別な料理ではなく、昔ながらの「粗食」が理想です。納豆や、ぬか漬けなどの発酵食品も意識的にとるようにしましょう。これは人間とともに暮らしている腸内細菌叢《そう》を健全に保つための秘訣《ひけつ》です。

なかでも僕がとくにおすすめしたいのは、玄米です。玄米さえあれば、あとは「一汁一菜」、つまり味噌汁と、青菜のおひたし1品でもあれば十分です。

「玄米の栄養バランスは、ほぼ完全」といわれていますが、玄米の栄養価とともに、玄米には並外れて優れた解毒力があります。

玄米に含まれる「フィチン酸」は、人が知らずに摂取してしまった食品添加物や農薬、公害汚染物質などの毒と化学結合し、体外に排泄《はいせつ》する作用があります。玄米をとることで、体内にたまっている有害物質を排出するデトックス効果が期待できるというわけです。

ただし、万能な玄米ですが、気をつけてほしいのは、残留農薬の害です。

玄米とは、お米をほとんど精米しない状態です。つまり外側の胚芽やヌカ層もまるごと体内にとり込むことになります。でも、そこは栄養価が高いと同時に、残留農薬などがたまりやすい場所でもあります。だから、玄米を選ぶときは、無農薬のものや、化学肥料不使用のものがおすすめです。

せっかく解毒力が高い玄米を食べるのに、玄米そのものに残留農薬がたまっていては、プラスマイナスゼロになってしまいます。

炊き方も重要です。玄米には「発芽毒」と呼ばれる「アブシジン酸」と「フィチン酸」が含まれています。この酸を出すことで、まだここでは発芽しないでおきましょうと自らを止めているのです。炊飯前に少なくとも6時間は浸水させ、玄米を「発芽モード」にすることで、これらの酸はなくなり無害化することができます。

発芽モードになった玄米は、うまみ成分や栄養価がアップするだけではなく、やわらかく食べやすくなります。浸水させていた水は捨て、もう一度洗ってから炊きます。浸していた水には酸がでているからです。

僕は玄米5合に小豆や黒千石などの豆を0・7合加えて、圧力鍋で炊いて発酵させています。

「疲れていない野菜たち」を選びなさい

主食が玄米がいいのはわかった、では、おかずについてはどうでしょうか。

元気に人生100年時代を生きるための「食べ方」で大切な食材選びは、「疲れていないものを選ぶ」ということです。

どんな野菜がいいかは複雑に考えることはありません。**季節の野菜をなるべく近くの土から手に入れることです。**

「△△△を食べるなら、◎◎県のものをお取り寄せするのが最高」などといって、わざわざ遠くから野菜を取り寄せたりはしていませんか？

特殊な野菜をのぞけば「◎◎県でしか採れない野菜」なんて、さしてないはずです。「◎◎県で採れた野菜は栄養がとくに豊富でからだにいい」ということは、ないはずでしょうし、そんな〝情報〟を見聞きしたとしても、鵜《う》呑《の》みにする必要はありません。もっとシンプルに考えてほしいのです。

野菜とは、基本的に鮮度が命です。極端なことをいうと、「自分の家で育てた野菜を食べる直前に収穫する」というスタイルがいちばんです。最も栄養価が高い状態で食べられるでしょう。でも、これは誰もが実現できるわけではありません。

僕も家庭菜園には挑戦したものの手が回らず、一時的にストップしています（自家栽培の夢は、老後の楽しみにとってあります）。選んだ次善の策が**「なるべく近くの野菜を買う」**ということでした。

どんな都会のスーパーでも、住んでいる地域からなるべく近い産地で採れた野菜を探して、求めるようにします。もちろん、近所に農家さんがいたら、もしくは農協や農産物の直売所があれば、そこから直接買えれば最高です。地産地消がいちばんいい、ということです。

近場で採れた野菜がなぜすばらしいのかというと、「車に載せられて運ばれてきた距離」が短いから。人は乗り物に長時間乗ると疲れますが、それは野菜も同じ。**長時間の移動を経た野菜たちは「疲れて」いるのです。**

これから僕たちのからだに入って、エネルギーやからだをつくるもとになってくれる野菜ですから、疲れさせないほうがいいに決まっています。人は休息すれば回復しますが、野菜はそうでもないでしょう。

また、鮮度がよくて「疲れていない野菜」ほど、エネルギーはより多いから、という理由とあわせて、「遠くまで運ばれていくあいだにしなびないように」という生産者さんの〝配慮〟で、シャキッと美しく見えるよう、化学的な手入れがされている場合もあるからです。

近所で買える野菜の場合、「移動距離はほぼない」ということで、人の手による介入は、最小限ですませているはずです。生産者さんだって、好きで農薬などを使っているわけではないでしょう。そんな心ある生産者さんと、つながることをめざしたいものです。なるべく近場で採れる無添加の野菜を求めましょう。

「エネルギーをありがとう」「あなたの命をありがとう」そう思いながら、命をいただく「食べ方」をしたいものです。

あなたが「食べすぎる」のには理由があった

僕はひざ痛で訪れる方々に対して、「減量しましょう」とお伝えしていること、そしてその方法は、「食べない〝空腹の日〟をつくること」「15秒ルールで早食いを防ぐこと」「玄米を中心とした粗食を提案していること」をお伝えしてきました。

でも、そもそもなぜ人は、食べすぎてしまうのでしょう。

なぜ、腹八分目（適正量）がいいとわかっていながら、食べすぎてしまうのでしょう。

食事や間食の時間でもないのに、口寂しくなるのでしょう。

食べないほうがいいのはわかっているのに、食べてしまう。食べすぎてしまう――その「原因」を考えてみたことは、ありますか？

この本で僕が皆さんにお伝えしたいことは、「原因思考」で病気や不調を見る、ということ。「痛み」という「結果」をもたらしている「原因」はなんなのか。では、「食べすぎている」という結果をもたらしている「原因」はなんなのか。そこを考えてほしいと思います。

食べすぎの大きな原因はストレスです。もっというと、その人の心が「満たされていないという欠乏感」です。

「仕事（もしくは家事や育児など）で疲れているから」「人間関係での悩みがあるから」「明日への不安があるから」「自分が認められていないと感じるから」「寂しいから」「充実感がないから」……。

不快な状況に置かれたとき、僕たちのからだや脳の中では、ストレス反応を引き起こすホルモンが分泌されます。一方で、その苦しみから逃れるために「気持ちいいこと」をして、バランスをとろうともします。つまり「気持ちいいこと」をして、「不快」な気持ちを打ち消そうとするのです。

人はストレス（つらいこと）があると、脳下垂体前葉からコルチゾールというホルモンが出ます。また大脳辺縁系からドーパミンが出されて摂食中枢をダイレクトに刺激します。またレプチンという食欲を抑えるホルモンを止めてしまうのです。

バランスをとるための「気持ちいいこと」は、人によって異なります。趣味やスポーツに没頭することが「気持ちいい」という人もいれば、テレビでお笑い番組を見ることが「気持ちいい」という人もいます。

でも、残念ながら、いちばん手っ取り早く、確実に「気持ちよさ」を得られるのが、「食べること」なのです。だから、多くの人は、「満たされていないという欠乏感」を満たすために、食べすぎています。

皮肉なことに、たとえ続けられる趣味がなくても、心躍るやりたいことがなくても、幸せを願うような相手が身近にいなくても、ヒマなときでも、反対に忙しすぎるときでも、コンビニに行ってお金さえ出せば、食べるものはすぐに手に入ります。

食べ物、とくに甘いものを食べると、その情報は脳に伝わり、快感中枢が刺激され、脳内物質「エンドルフィン」が分泌されます。この「エンドルフィン」は、気持ちを落ち着かせてゆったりとした気分にさせる働きを持っています。甘い物を食べると幸せ、というのは、医学的に見てもたしかといえます。

ただし、「甘いものをとって、気分が落ち着く」というのは、一時的な効果にすぎません。ですから、甘いもので瞬間的に心が満たされても、本当の原因である「不安」や「心配事」を解消するという根本的な解決には、まったく結びつかないことになります。

僕が声を大にしていいたいのは、そこです。

「本当に解決したい問題があるのに、食べることで心を満たしていても、なんにもならないですよ」ということ。

もちろん「食」は人生の楽しみのひとつで、味わい豊かなものにしたいものです。気のおけない仲間と集まって、ワイワイ食べたり飲んだりするのは、大きな喜びの時間です。僕だって、月に何度かはそのような時間を、大切な友人らとシェアしています。家族と食卓を囲む時間も、貴重な時間です。でもそこには、「食べたい」以上に「コミュニケーションを深めたい」という気持ちがあるはずです。だから、「ストレスによるドカ食い」とは別の話です。

僕が気にしてほしいのは、次のような食べ方です。

「本当は夫と仲よくしたいのに、ケンカばかり。腹立たしい気持ちをなだめるために、甘い物を買い込んで、ひとりテレビを見ながら食べ続ける」

……こんな「食べ方」が、はたして豊かな「食」だといえるでしょうか。

たしかに、食べることで、脳内にエンドルフィンは出てくれます。でも、「食」という刹那的な快楽で、自分の心を日々慰め続けるために、人は生まれてきたわけではないと思うのです。

どんな人にも、夢や目標、やりたいことがあるはずです。それらの課題をなしとげるために、少しでも前に進み、自分を成長させることが「生きること」。そしてそのために、「長生き」があってほしい、と思うのです。


そもそも食べることには肥満をはじめ、さまざまな病気になる危険性がつきまといます。大昔は「餓え」で命を落とすリスクがありましたが、現代においてはまったく正反対。**食べすぎは「肥満」をはじめ、生活習慣由来のⅡ型糖尿病、脚の静脈瘤、高脂血症、血栓症、脳梗塞、心筋梗塞など、大きな病気を確実に招きます。**

もちろん、食べすぎているのはあなただけの問題ではなく、現代人のほとんどが食べすぎです。どこかで「食べないと、栄養が足りなくなる」と思い込んでいませんか？　でもそれも誤解なのです。

あなたに本当に足りないのは「周囲からの愛」や「充実感」や「自信」や「いまここにあることへの感謝の気持ち」かもしれません。

それらが足りていれば、心は満たされますから、食べすぎることはありません。

感謝をしながら食べる習慣を積み重ねていけば、心はより満たされていき、長生きスイッチも自然に入るようになっていきます。

第4章

100年生き抜く考え方

――原因思考でからだを見つめる

「痛み」は「それ」を教えてくれている

歩き方をはじめとしたエクササイズによって、足腰の不調を消し、１００年長持ちするからだをつくること。体重を適正に戻し、食事への意識を変えること——本書では、僕が診察室で患者さんにお伝えしてきた、すぐに実践できて効果的な健康の秘訣《ひけつ》をご紹介してきました。

この最終章では、もう少しだけ、僕の「医者としての考え方」についてお話しできたらと思います。それは結果だけをすぐに変えようとするのでなく、原因に取り組む大切さについてです。

たくさんの方が訴えるひざ痛、腰痛、肩こり痛。「〇〇痛」というものはたくさんありますが、そもそも、「痛みって、いったい何でしょうか」。

痛みや病は、あなたのからだが、あなたの意識に何かを伝えたいから、起こっています。偶然に起こることは何もありません。私は、初診で訪れた方にそんなこともお伝えしています。「痛み」は大切な役割を担っているんですよ、と。

痛みは、敵ではありません。むしろ、味方。仲間です。

……と、唐突にこんな話をしても、同感していただけないかもしれませんね。いま、痛みの渦中にある人に「痛みが仲間」といったところで、受け入れることはむずかしいでしょう。

そもそも、「痛み」とは、相対的なものです。ケガをしていても、大好きな人に抱きしめられたら、痛みのことなんて一瞬忘れることができるでしょう？　それは、脳内で「オキシトシン」という物質、別名〝幸せホルモン〟がドバーッと分泌されるから。痛みを起こしている原因よりも、「オキシトシン」のパワーのほうが上回るというわけです。

心という「意識」と、からだという「物質」には、とても密接な関係があるのです。

このしくみを理解しうまく利用できると、痛みを感じている時間を短くしたり、克服することができます。しかし現代では、その痛みを悪者と決めつけて、すぐに薬で止めようとします。これが悪循環への入り口です。

僕は医者になる前、薬学部で４年間、薬の作り方（製薬学）、作用の仕方（薬理学）、自然の薬（漢方）を勉強しました。それを踏まえて最新の医療を見渡すと、安易に薬で症状

（原因が起こした結果）を止めることに終始しているように思えてなりません。

「痛み止め」は、いつ、どう使うべきか

痛みはからだの一部分が壊れかけたときに、それを自己修復するために起こります。壊れかける原因は過労であったり、事故であったり、心のストレスが原因のこともあります。そんなとき、元の健康な状態に戻るために、まずからだはいつもの活動をストップするように言います。それが痛みという「信号」です。

僕たちのからだの組織が損傷を受けると、まずその部位の血管が拡張し、炎症細胞が染み出します。それはまるで事故現場に救急隊が集まるイメージです。たくさんの物質が血管から滲《にじ》み出て、腫《は》れぼったくなります。マクロファージや好中球《こうちゅうきゅう》という細胞が炎症を起こす物質を出し、この物質が神経を刺激して、痛み信号を発生させます。

痛み信号は背骨の後根《こうこん》から入り、そこで中継されて脳へと上がっていき、脳に伝わると「痛い」と感じます。スロービデオで見ると、痛みの信号が生まれて脳に伝わるまで、なんと1秒以下。速い速度で伝達されます。

炎症とは、いわば火事場の修復です。集まった細胞は壊れた組織を接着剤で留めようとします。その最初の応急処置が線維化です。修復のあいだ、「あまり動かないでね」という意味で、痛みが生じているのです。**痛みがきたということは、修復のシステムが働いているということですから、じっとしていれば治るのです。**

それを動物はみな知っているのですが、人間は痛み止めでその過程全体を止めてしまいます。それは修復しようというからだの働きに逆行することになります。

痛み止めもたまに使うことは悪いことではありません。でも今日は痛くなりそうだから飲んでおくとか、痛みがマシなのに朝昼晩ずっと内服するという使い方は危険です。「不安だから」と痛み止めを使うのは、正しい使い方ではありません。

痛み止めの歴史は古く、昔は葉の裏が白い柳の木を煎じて飲んでいました。これには消炎鎮痛作用があり、穏やかに痛みを取り去り、副作用が少なかったのです。1826年にその柳の抽出成分の中で、アスピリンという物質が効いていることがわかり、それを石油から合成しました。有効成分を人間が作り出して、それを薬にしたのです。

煎じるという手間隙はいらなくなり、安価に大量生産できるようになりましたが、胃を荒らすという副作用が始まりました。自然の煎じ薬には、副作用を抑える余計な成分が含まれていたのですが、有効成分だけを石油から作ると、効き目はシャープになり、副作用が強くなったのです。同様に多くの薬が、自然界の薬から始まって、その有効成分を化学合成するという方法で生まれてきました。

痛み止めがありがたい場面はたくさんありますが、本来、痛みとは「救急隊が修繕を始める炎症の最初のサイン」。自然治癒を促すために「一時休止せよ」という大事な役割であったわけです。

どんな炎症も、本当は自分のからだと会話し、少し休めば治るのです。競争社会に生きる現代人は、休むことは悪と考えがちで、自然に治癒させることをむずかしくしています。

人工透析患者が増えている意外な理由

ひざの痛みは「ひざのなかが壊れたので、修繕をするからちょっと動かずに待ってね」というからだからのサインです。関節軟骨が少し減り始めても、第2章のエクササイズで、元に戻ります。半月板に炎症が起きても、周囲からまた生えてきます。軟骨も全部がなくならない限り、「足振り子体操」で軟骨は再生します。

それなのに、痛みを薬で止めると、まず最初の修復起点である炎症が抑えられます。すべて止まるわけではないですが、修復は遅れるでしょう。大切なことは、ひざの組織が壊れる量と、修復される量のバランスです。

どのくらいひざの炎症が激しくなるかは、どのくらい体重の負荷がかかっているか、頭の位置やひざの使い方や歩き方が悪いか、ひざを支えるまわりの筋肉が足りないか、といったことが原因で決まります。どのくらい修復するのかは、いかにひざに体重をかけず歩き、足を振ることで関節滑膜から軟骨の栄養液がどのくらい出るか、で決まります。

「痛み止め」はひざを修復しない対症療法です。しかし仕事に行く、畑や学校へ行く、心を守るという点では必要です。ですから、からだの中で起きていることを理解し、お医者さんにすべてお任せしないで、自分でバランスをとることが、とても大切なのです。

「痛み止め」の使い方は、毎日ずっと飲むのではなく、その日の予定にあわせ最小限にとどめましょう。

この本でお伝えしてきた原因療法を進めるうちに痛みは減っていきますから、少しずつ、薬を減らしていくことを実践してみましょう。

なぜ、痛み止めを減らしてほしいのか。その最大の理由は、痛み止めの副作用にあります。**痛み止めは、血管を細くしてしまい、腎臓へ流れる血液を減らしてしまうのです。**腎臓は血流が減ると、血液中の老廃物や塩分をろ過する糸球体《しきゅうたい》の数がどんどん少なくなり、機能が悪くなっていきます。

腎臓が悪くなったとき、治す薬はまだありません。腎臓の幹細胞を元気にする補助薬はあるものの、腎臓そのものを復活させる薬はなく、最後は腎移植か人工透析になります。日本はとくに消炎鎮痛薬の長期投与が多く、年々、透析患者さんが増えることに貢献しています。一度透析ですと言われたら、血液をきれいにするために、一生病院通いです。医療費だけで年間400万円。いいのか悪いのかわかりませんが、日本は保険制度が充実していて、ほとんどが国負担とはいえ、週に3日、1日5時間ベッドで点滴を受ける生活が始まるのです。

痛みの目的は、修復のためにからだを「休ませる」ことです。痛み止めを飲んで畑に行ったり、重労働をすることは、ひざの破壊をさらに進めることになります。痛みで伝えてくれているからだのメッセージを聞かなくてはならないのです。

痛みだけではありません。発熱や咳《せき》などの症状を薬で抑え込んでしまおうとする治療法も、すべて対症療法です。そうしてみると、「現代の医療のほとんどは、対症療法の考え方で成り立っている」といってもよいでしょう。

それが必要な場面もありますが、行きすぎてバランスを欠いたら問題になるというのが僕の考えです。

風邪薬に注意すべきこれだけの理由

寒くなってくると、早めに風邪薬を飲む方が日本では多いかもしれません。医者に出してもらったり、薬局で買い求めたり、風邪薬も、痛み止めと同じくたやすく入手できますが、これも代表的な対症療法です。

なぜ症状だけを止める対症療法が長い目で見てよくないのか、風邪はわかりやすい例ですので、ご紹介しましょう。

昔の人は「風邪は万病の元」といいました。これはとても大切な忠言です。

風邪の原因とは何でしょうか？　寒いから？　疲れているから？

いずれも違います。皆さんご存じのとおり、風邪の原因は「ウイルス」です。寒いと空気中の水蒸気が少なく乾燥しているために、ウイルスが空気中に舞いやすくなります。ウイルスを鼻から吸い込むことで風邪をひきます。まず最初に鼻粘膜にウイルスがつくと、からだは青白いサラサラとした鼻水を出して、ウイルスを外へ排出します。たくさん鼻をかんで外へ出せるといいですが、ウイルスのほうが強いと、今度は肺にまで侵入します。

からだは今度は肺水を出して外へ出そうとします。それが咳です。それでもウイルスのほうが勝っていると次はどうなるでしょうか？

今度はからだの免疫が働き出して、抗体や白血球がウイルスと闘います。風邪をひきはじめて3日目くらいです。そのころにはウイルスはからだの中で、血液が少ないところへ逃げます。それはどこでしょうか？

からだの中で血液のほとんどないところ。それは全身にある200個の関節と神経です。ひざ関節を含めて、からだの骨と骨のつなぎ目である関節には、血管と神経がないとお話ししました。ウイルスはここへ逃げ込みます。**風邪を引いて3日めくらいになると、だる**

くて節々が痛くなるのはそんな理由です。

血液の少ないところへウイルスが逃げ込んだら、からだはどうやってそれを排出するのでしょうか？

その答えは、「熱」です。ウイルスを排出しようと、からだは熱を出すのです。コロナウイルスやアデノウイルスのときは38度くらい、インフルエンザウイルスのときは40度くらいまで熱を出します。

熱が上がると、からだじゅうの骨の温度が2度から4度高くなります。骨の中の骨髄の温度が上がると骨髄球が増殖し、先ほどお話ししたマクロファージや好中球が増えて、ウイルスをやっつけます。そのころには鼻水が、サラサラの青白だったのが、ドロドロの黄色に変わります。そして汗とおしっこで、やっつけたウイルスを排出するのです。

では、早めに風邪薬を飲むとどうなるか、考えてみましょう。症状は起きないので、楽になります。鼻水は減って止まります。咳も止まります。熱は、下がります。骨髄球は思ったより増えません。ウイルスは？

――そうです、症状がラクになったことと引き換えに、原因のウイルスは反対に、い

たって元気なままなのです。

ウイルスは賢いものです。自分が生き延びるために、世間の常識も取り込んで医学を変えてしまったのではないかとも思うほどです。そのウイルスの正体とは、何かご存じですか？　**ウイルスはたんぱく質の殻と、その中に入っているDNAだけでできています。**

つまり「細胞」を持たないのです。脳もないし、胃や腸も持っていない。だから何も考えていないし、食べたりもしません。

「生物でもなく、細胞も持たない？　ではいったいどうやって活動してるの？」と不思議ですが、答えは簡単です。**細胞がないから、ウイルスは人など他の生物に寄生して、活動します。だから「一度入り込まれたら、追い出すのはむずかしい」のです。**

帯状疱疹《ほうしん》など、一度かかるとずっと、からだの神経節にひそんでいるウイルスもいます。体力が落ちたときに、勢いをつけて体表に出てくるのはそんな理由です。

どのウイルスも、からだの粘膜から最初に入り、細胞にぴったりくっつきます。ウイルスの殻と細胞膜が融合したら、ウイルスは自分の遺伝子を、人の細胞の中に送り込みます。

細胞はとってもお人よしで、遺伝情報を読み取りたんぱく質に変換させる場所であるリボソームにウイルスの遺伝子を持っていきその遺伝情報（設計図）どおりのものをつくります。ウイルスが100個ほどできたら、パンッと細胞が死んでウイルスが誕生するわけです。

風邪をひいた後に発症するといわれる難病が、地球上にはたくさんあります。ギラン・バレー症候群、スティーヴンス・ジョンソン症候群、ビッカースタッフ脳幹脳炎など、原因不明とされる病気です。リウマチや乾癬《かんせん》など、自分のからだを守る免疫が異常になって生じる膠原病《こうげんびょう》もそのひとつではないかと僕は考えています。

僕の診察室にも、リウマチの患者さんは多く、僕はいつも患者さんに問診するのですが、発症前に熱を出して長い風邪をひいていたことが多い傾向があることがわかっています。

これは僕の推察であり、これから証拠を固めていく必要があるのですが、これらの難病、**原因不明といわれている病気は、ウイルスが引き金になっているのではないか**、というのが僕の考えです。

ウイルスは自分の遺伝子を、宿主の細胞に渡して自分を作成しますが、そのときに宿主の遺伝情報を書き換えてしまうベクターなどの情報を入れたのではないか、と想像しています。

むずかしい話になりましたが、要はおばあちゃんが昔から言っていた、「風邪は万病のもと」という格言はとても正しいわけです。風邪をひいたとき、祖母はきまってこう言ったものです。

「熱いお茶を飲んで、ショウガか大根をすってハチミツと一緒にお湯割りにして飲んで、温かくして首にタオル巻いて靴下まで履いて寝たらええねん。寝ているあいだに汗をびっしょりかいたら、からだを拭いて、洗いたての寝巻きに着替える。それを2〜3回して朝起きたら風邪はスッキリ治る」

医学的に見ても、この方法は最高です。まずからだを温める。水分をとる。胃や腸は休める。そして、汗と尿でウイルスを体外に排出する。

原因（ウイルス）を治さず結果（鼻水、咳、発熱）を抑えるだけの対症療法をしていてはいけないということがおわかりいただけたと思います。

自分の力でウイルスを撃退するのが風邪の根治療法。これを忘れないでほしいものです。

糖尿病治療薬を飲む人はどうすべきか

糖尿病についても見ておきましょう。2017年の調査で糖尿病患者は329万人、年々増え続けています。厚生労働省では、現在の増加傾向がそのまま続くと仮定した場合、10年後の糖尿病有病者は男性約520万人、女性560万人、合計1080万人となることが予想されると発表しています。

「ホンモノの糖尿病」と診断されて、血糖値を下げる薬をすでに常用していたり、「糖尿病の境界域（予備軍）」と言われて「どうしよう」と悩んでいたりする人は多いものです。もしかすると、「糖尿病って言われたら、一生薬を飲み続けたらいいんでしょ？」と考えている人だって、いるかもしれませんね。僕が最も心配しているのは、そこなのです。

糖尿病の「原因」ってなんでしょうか？

3％は遺伝子の問題です。これはI型糖尿病といって、インスリンをつくる遺伝子がないか、インスリンが出ても反応できないため、インスリンを注射するしか治療がない糖尿病です。この治療は原因療法であり、問題はありません。

残り97％の糖尿病はII型で、その原因は食べすぎです。食べすぎた結果としてインスリンが不足したり、がんばって出ても受け取れなくなったのです。

糖尿病は末梢血の検査でＨｂＡ１ｃ（ヘモグロビン・エーワンシー）という値が６・２％より増えると診断されます。その他にも検査値がいろいろありますが、病状の推移をみるのにもこの値が重要です。血糖値自身は食事をした時間と、採血をした時間で大きく変わりますが、ＨｂＡ１ｃはここ３か月くらいの血糖値を代表してくれるため、信頼性が高いのです。

糖尿病になると神経や血管がやられます。常に血液の中のブドウ糖が多くなり、血液の浸透圧が変わるのと活性酸素が発生するためです。のどが渇きやすくなり、手足がしびれることがあります。おしっこの回数も増えていき、汗もかきやすくなります。

皮膚に必要な栄養や酸素が運ばれなくなるので、皮膚が乾燥してかゆみが出ます。また男性は陰茎に張り巡らされている神経に障害が起きて、性的な刺激を感じづらくなる。活性酸素により血管が壊されているので、勃起するため・勃起を維持するための血液が集まれなくなります。どの症状もゆっくり生じるため、初期には見逃されることが多く、老化のせいにされたりします。

やっと気がついて、病院へ行くと診断がつき、経口血糖降下剤が処方されますが、これが大変な対症療法です。口から飲むだけで、血糖値が下がる薬です。

本来人間のからだは、体温、血圧、血糖値など、あらゆるものが常に一定になるように管理されています（恒常性といいます）。たとえばブドウ糖は細胞のエネルギー源となる大切な物質ですが、このブドウ糖の血中濃度（血糖値）も、一定の範囲内におさまり、細胞に適切に供給されるよう、ホルモンによる調節が行われています。間脳の視床下部というところで血糖値の変化を感じ取り、ホルモン分泌などを調節しています。

そこへ化学物質である経口血糖降下剤を飲むと、どうなるでしょうか？

視床下部は血糖値が下がったことを認識し、血糖値が上がるように食欲を出してブドウ糖を取り込もうとします。からだのエネルギー源がなくなるのは死活問題ですから、おなかがすくような命令を出すわけです。そこで素直に食べるとどうなるでしょうか？　食べすぎという原因は少しも治りません。

歴史を振り返ると、食べものが少なく、餓死があった時代には糖尿病なんて存在しませんでした。糖尿病は、飽食の時代の贅沢病。でも、そんな原因に向き合うことをせず、お医者さんにお任せすると、このようになります。

血糖値を下げる薬を飲む

↓

薬の作用で、血糖値が下がる

↓

血糖値が下がると、脳は食べる命令を出す

↓

脳下垂体からの指令によって食欲が湧き起こり、食べてしまう

↓

食べることで、血糖値が再び上がる

↓

糖尿病（高血糖）と指摘される

糖尿病になると、医者はおそらく「完治する病気ではありません。血糖値を下げることで、合併症にならないようにしていきましょう」と言うでしょう。ところがひざの痛みで僕の外来へいらした方で、見事に「完治」させた方がおられます。

72歳のKさんという女性は、第3章でお伝えした、週に1回の「空腹の日」を始めましたが、僕たちは、すでに糖尿病をお持ちの方には、注意深く「空腹の日」を実践していただきます。「空腹の日」には、血糖値を下げる薬は飲まないこと。そのうえに低血糖発作に備えて飴を準備することはしっかり守っていただきました。

Kさんは初診の日は155㎝ 72㎏。HbA1cの値が7・7で糖尿病。すでにお薬を始めて2年たっていました。素直な方で、説明会で話を聴いて納得され、「空腹の日」と「足指にぎり」運動、「内もも歩き」を始めました。「空腹の日」の初日は楽しかったが、翌週はつらかった、などと、日記に血圧や血糖値と感想を細かく記載されていました。

それらを続けて3か月たった再診日、測定すると155㎝ 63㎏。HbA1cは6・2まで下がっていました。

Kさんはその後も「空腹の日」と運動を続けられ、手術せずにひざの痛みも解消しました。ひざ痛解消のうえに、糖尿病が完治したというおまけつきです。糖尿病は〝原因〟を治したのだから、再発はないことでしょう。

降圧剤とどうつきあうか

高血圧の方も、お薬を飲み続けている人がほとんどだと思います。薬をやめたら大変なことになるからやめてはいけない、と医者に言われている人も多いことでしょう。

化学物質でヒトの恒常性のバランスを崩すのはあくまでも一時的にとどめたほうがいい、というのが僕の考え方です。

高血圧の人は、ノートを毎日つけ、起床時、朝ごはん後、帰宅時、夜ごはん後の血圧を測って書き込むよう提案します。緊張が高かった日や、怒った日は不機嫌マークをつけて、楽しかったり、リラックスした日はスマイルマークにするなど、どんな状況のときに血圧の値がどれほどだったかを、詳細に書き込んでもらいます。

じつのところ、血圧のコントロール基準は、よくよく変更になります。それだけ多くの研究者がいて、いろんな論文を出しているからです。

その中のひとつに、**「年齢プラス90までで、症状（頭痛・ふらつき・めまい）がなければ**

ば良い」というのがありますが、私はこれに賛成しています。

70歳の人なら70プラス90で収縮期血圧は160までなら大丈夫。60歳の人なら60プラス90で収縮期血圧は150までで、症状がないのなら大丈夫ということです。

これからも様々な論文の出現によって、目標血圧は変わっていくこともあるでしょうが、**大切なことで知っておいて欲しいことは、血圧が下がりすぎる方が怖い、ということです。**

これは常識ではあまりいわれていません。薬を飲まずに、自然に低くても生活ができている人は、それでいいでしょう。でも1年前に降圧剤をもらって、ずっと血圧を測らないで、ただ飲み続けているという人は多く、70歳なのに血圧120で、起きるときにフラフラするという方が近年散見されるのです。

血圧を薬で下げることで最も問題となるのは、腎不全を招くことです。前述したように、腎臓は血流が減ると糸球体が減っていきます。腎臓が死んでいくと、からだは老廃物であふれ、からだのあちこちにむくみが出ます。

一方で腎臓は、自らが生き返るために、血流を上げようとレニンという酵素を出して血圧を上げます。さらにはエリスロポエチンという物質を出し、骨に血液をつくるよう命令を出します。これらにより血圧は上がり、腎臓は復活できるのです。

しかしやっぱり、現代医学では対症療法が主です。むくみがあり高血圧があれば利尿剤と降圧剤を出されます。とくに腎性高血圧は250まで血圧が上がることもあり、医者もびっくりして薬を出します。腎不全はゆっくり進み、元に戻らないため、現代では透析患者数がうなぎ上りです。

また、血圧を下げられすぎると次に困るのは、脳です。

頭はいちばん上にあるので、心臓が一生懸命ポンプしないと血液が来ません。血圧がずっと低いと、脳の血流もどんどん減っていきます。それは脳出血を予防するにはいいのですが、脳の働きが低下して記憶力が悪くなったり、ボーッとしてしまうことにもつながります。これが最近認知症が急増しているひとつの大きな原因であると、僕は考えています。

だから血圧の下がりすぎに注意するためにも、自分の血圧をしっかり測って記録してくださいと僕はいつもお伝えしています。

問題なのは、人任せで薬を飲み続けるということです。

高血圧の薬については、一概にいえないむずかしい問題もあるのも事実です。ご自分の主治医とよく相談していただくためにも、そして、相談できる相性のいい主治医を選ぶためにも、僕のつぶやきを参考にしていただければいいと思います。

逆流性食道炎は薬で治してはいけない

日本人に意外と多いのが、「逆流性食道炎」です。3章の「食べ方」のところでもお伝えしましたが、胃液が食道に逆流し、食道の粘膜が刺激されて炎症が起こり、胸焼けなどに悩まされるという病気です。

「私も逆流性食道炎で、薬が手放せなくて」という人は多いのではないでしょうか。その原因としては、さまざまなことがいわれています。

「ストレスによって、食道が過敏になったせい」
「胃から食道への逆流を防いでくれている筋肉の締めつける機能が弱くなったせい」
「胃酸の分泌が増えすぎたせい」
「ベルトや下着などによっておなかが締めつけられたり、食べすぎや肥満で腹圧が上がったりして、胃の内圧が上昇したせい」

主治医は、こんな理由を挙げて、「胃薬」を処方してくれるはずです。教科書にはそうあるからです。

医師が処方するのは、西洋医学ではＰＰＩ（プロトンポンプインヒビター）。これは胃液を止める作用があります。このＰＰＩにより、胸焼け、腹のもたれはピタリと止まるでしょう。

しかし、この対症療法では、からだ全体のあちこちに不具合が起こります。唾液に加えて胃液が止められるのですから、消化がうまくいかず栄養分の補給はほとんどできません。逆流性食道炎の対症療法は、ＰＰＩを飲んで胃液を止め、胸焼けをなくすこと。根治療法は、「早食い」や「ながら食い」をやめ、よくかんで口から出す消化液（唾液）の量を増やし、胃との協調作用を正常に戻すことです。第3章でお伝えした、「15秒つばルール」で、食事の「くせ」を正しく変えましょう。

唾液は消化液のひとつであるだけでなく、酸・アルカリ性の調整も行います。唾液と食物を混ぜて咀嚼《そしゃく》することで、そのまま胃へ送ると毒になる物質の中和も行っています。

よく12時になったから、今日はおなかがすいていないけれど食べよう、という人がいます。しかし、どれだけ食べるか、いつ食べるかは、その都度、からだと会話をして決めるべきことなのです。おなかがすいていないときは、食べなくてもいいとき。それを頭で食べなければと、がんばることがからだのバランスを崩すのです。

もっともっとからだの声に耳をかたむけてください。

薬に頼らず 自分の力で健康になれる時代に

最後に、痛みに対する対処法をお話ししましょう。

原因を治すことが最も大切ですが、いまここにある痛みにはどうするのか？　もちろん痛み止めを一時的に用いることは否定しません。ただ、それに慣れて常用しないようにということを、僕はお伝えしたいのです。

近い将来の話、「対症療法」の害についてはやがては多くの人の知るところとなり、「薬」は半減するのではないかというのが僕の予想です。薬に頼らず、原因を自分の力で取り除こうとする流れになると思っています。

痛みの対処には、温かい言葉をかけてくれる「誰か」がいることも大切です。「痛みがあるところにじっと手を当ててくれるようなやさしい存在」ということです。

それは「心に寄り添い、癒してくれる人」、つまり「ヒーラー」ともいえるでしょう。

昔は、癒すことを職業にする「ヒーラー」が、いまよりもたくさんいて、活躍をしていました。彼らは「手当て」によって、病を癒してきたといわれています。

手当てで病を癒す、というと不思議な話のように聞こえるかもしれませんが、とても科学的な効果をもたらしてくれます。

「手を当てる」というのは、極論すればまわりの誰かの手を借りる必要もなく、自分の手を患部に添えるだけでも十分です。いつでもどこでも、自分で痛みを癒すこともできます。

なぜ手当てがいいのか。手当とは、皮膚の上に手をのせることです。手を当てると、その患部に血液が集まってその部分の体温も上昇します。血液には、自分の体を治してくれる物質、そうです、前述した「救急隊」——が多く含まれています。

こうして、自分の手を当て、血液と意識を患部に向けると、痛みはやわらいでいきます。

からだの声を聴くことで人は本来、自分の力で健康になれるのです。

病気を寄せつけない秘訣は「めぐりのよさ」

「手当て」について、もう少しお話しさせてくださいね。

「血流」の話をしましたが、からだには他にも流れているものがあります。それは「氣」（エネルギー）です。

「氣」は「血流」と違って、見えにくいし、数値化できない。だから日本の医療現場では、「氣」が扱われることはほとんどありません。

ですが、「氣」の通り道（経絡《けいらく》）に点在している「経穴《けいけつ》」、いわゆる「ツボ」を活用した治療法については、1979年、WHO（世界保健機関）が発表をしています。また2001年には、大学病院の医学部教育課程に「東洋医学」が取り入れられるようになりました。とても画期的ですが、残念ながら、「氣」そのものについては、科学的にはまだ解明されているとはいえません。

とはいえ、たとえ正体が解明されていなくても、治療や健康増進への効果が多く報告されています。僕はどんなことでも、自分のからだで確かめたいタイプです。「氣」について学ぼうと、太極拳や気功の教室を見つけ、個人的に習いに行ったこともあり、実際にそれらで痛みがとれることを自分のからだで実感したこともあります。その結果、次のように感じるようになりました。

「氣」の流れがよくなると、からだは癒され、痛みは消える。

「氣」の流れが滞ると、からだは重くなり、不調や病気が引き起こされる。

それからの僕は、西洋医学の医師という立場で「氣」とは何か、言葉できちんと説明することに挑戦をしてきました。

大阪市立大学で助手をしていたころのこと。僕は、十四経脈経穴図を3次元で描いて、それが全身の血管と神経の3次元分布とどう重なるのか研究してみたことがあります。どちらにも近くなかったのですが、**おもしろいことに、からだじゅうの筋膜を3次元で描いたものとは、多くが重なったのです。**

筋肉は、離れた筋肉とも、薄い筋膜でつながっています。**血流の通り道でも、神経の分布でもなく、筋膜の構造と「氣の通り道」が同じ。**——僕はこの事実を確認したとき、知的興奮で小躍りしたほどです。**まだ仮説ですが、「筋膜」の上を流れる「電気」こそ、「氣」の正体ではないか——というのが、いまのところの僕の考えです。**

そして「氣」は、からだの中を流れているのに、その人の「意識」と連動していることも大切です。ですから、**からだの中で、その人の意識が行き届かないところがあると、そこから不調が起こりやすくなります。**ほったらかしはダメなのです。

意識をしなくなると、脳からの指令が行きにくくなるのでしょうか、「氣」という「電気」が流れにくくなるのでしょうか。健康でいたいならば、こまめに「からだに意識を向けること」がいいようです。頭の先から、たまに足の裏まで、しっかり触ってあげる。そんな〝氣配り〟が、じつはとっても健康には近いと考えています。

「氣を滞らせないようにしよう」と意識を変えるだけでも、運動量はぐんと増え、歩き方や姿勢も正しく、美しくなっていくことでしょう。

「メスをまったく入れず、氣の力で、ひざの痛みを一瞬でとれたらスゴいなぁ」

いまの僕は、そんな夢みたいなことを考えながら、目に見えない力についても模索を続けています。また新たな事実がわかったら、皆さまにもご紹介したいと思っています。

からだに「おつかれさん、ありがとう」痛みもゆがみも懸命に生きた証

ここまでいろいろと書いてきましたが、そうむずかしく考えることはありません。

「薬や医者、病院に頼りすぎず、自分のからだの声に耳を傾けて、自分の力で不調や痛みをとり、健康になりましょう」――これが、僕がいちばんお伝えしたかったメッセージです。

そして最後にお願いしたいのは「いままでのあなた自身を、決して責めないでくださいね」ということ。

「こんなにひざが痛むようになったのは、いままでの私の歩き方、食べ方のせいだった」と、反省ばかりして、落ち込み続けていても、なんの得にもなりません。今日から、いまこの瞬間から、からだの使い方をガラリと変えればいいのです。

むしろ、「いままでとてもがんばってくれてありがとう」とひざをいたわり、ほめてあげましょう。そして自分のからだを大切にいとおしんであげましょう。

ひざは、いつもあなたの人生とともにありました。あなたを乗せて、さまざまなところへ運んでくれました。苦楽をともにしたかけがえのないひざは、あなたのことならなんでも知っているはず。あなたのいちばんの理解者です。

だから、ひざに感謝をして、「これからもよろしく」とねぎらってあげましょう。そんな「感謝の心」こそ、いつまでも自分の足で歩くための〝根っこ〟になってくれるのです。

医学的に見ると、ひざの痛みは「からだのさまざまな部分の老化の集大成」と位置づけることができるかもしれません。軟骨がすり減ることも、いままでの「歩き方」のツケが回ってくることも、そして体重が減りにくくなったおかげでひざに負担がかかりやすくなることも、ある意味「老化現象」といえるのは事実です。

でも、そこで「『老化ってイヤね～！』としか思えない人」と、「ひざに感謝ができる人」とでは、この先の人生はまったく違ったものになるでしょう。

そもそも、「老化」という言葉のもつイメージも、あまりよくありません。「老化した」とは言わずに、「人生の経験を積んできた」と考え方をシフトしてください。すると、からだに起こる変化を誇らしく思えたり、愛おしく感じられたりするはずです。

たとえば「年齢を重ねたグレイヘア（白髪）は、多くの体験を経て、包容力あふれる〝大人〟になれた証」。「顔に増えたシワは、たくさん泣いたり笑ったりして、楽しい時間を過ごした証」。そうとらえると、これから先も、ずっとハッピーに、ポジティブに過ごしていけることでしょう。そんな人は、笑顔の時間も多いはずですから、いつまでもまわりに多くの人が集まってくるはずです。

つまり「生きる」ということは、「どこを見て生きているか」という選択の連続です。

「病気がイヤだ」

「老化が怖い」

「生きていくのがつらい」

こんなふうにネガティブにばかり考えてしまうのは、悪い面を見るクセがついているから。僕はそんな状態を「〝不幸大好きエネルギー〟で生きている」と呼んでいます。

めざしてほしいのは「幸せになれるエネルギーで生きている」こと。どんなに現実がつらくても、その中でいい面を見つけようとしたり、前向きになったりしようとする。ポジティブに考えて、いい面を見るクセをつけていく。そんな生き方に、いまからシフトしてほしいのです。

たとえていうと、災害や事故に見舞われても、裸一貫になっても、目標を自分で見つけて、明るく生きていこうとする。そんなたくましさがある人は、きっと、「一生自分の足で歩ける」人生を、楽しむことができるだろうと思います。

僕は、ひざの痛みは、自分の力で解消することができることをこの本でお伝えしましたが、「絶対に手術をしない」と、こだわりすぎる必要もないという考えです。

ひざの痛みがつらすぎるときに、適度に痛み止めを使うのはいいですし、ある程度の年齢に達したら、さっと手術を受けるのもひとつの手です。手術は、アクティブな人生を一気に取り戻すことができるからです。

僕の手術を受けた後、大好きな趣味にもう一度打ち込めるようになった人はたくさんいます。

手術後、75歳という年齢ながら、地域サークルのママさんバレーの選手に復帰を果たしたBさん。80代目前で手術を受け、新雪のゲレンデに返り咲くことができた、玄人《くろうと》はだしの男性ベテランスキーヤーHさん。

数えきれないほどの感謝のお便りを読みながら、彼らに教えてもらっているのは、痛みがなければ、「なんでもできる」「行動範囲が広がって人生が楽しくなる」という真実です。


あたりまえのことと思われるかもしれませんが、**自分の好きなことややりたいことを思いどおりに楽しめると、人はしっかりと、明るく生きることができます。**

だから、保存療法に取り組みつつ、あまり効果が出ないという人なら、割り切って手術をするのもひとつのよい選択と、僕は思っています。


結局のところ、どちらの選択でもよいのです。どちらの選択でも、それを「正解」にするのは自分しかないということを覚えておいていただきたいのです。

「ネガティブにばかり考えてしまうクセ」がある人は、ひざの手術を終え、歩けるようになっても、ネガティブを探し、先回りして新たな心配事を見つけるでしょう。

そんな調子では、死ぬまで何かを心配して、不安なまま過ごすことになってしまいます。

常に「いいこと」を探すクセをつける。いまある「ハッピー」を見つける——そんな人生をお互い歩みたいものです。
過去は変えられないけれど、未来はいくらでも変えられるのですから。

おわりに

人間のからだというものは、知れば知るほど精密で素晴らしいものです。

生命体としての人間のしくみを知っていくと、地球上の医学はまだまだこれからだな、と感じます。からだから教えられることは多く、もっと尊敬し、大切にしたいと痛感します。現代西洋医学の８割は対症療法です。そして原因不明の病はあふれています。

僕がひざの治療を通してからだから教えられた大きなことは、「バランス」です。

本書にも、さまざまな「バランス」が出てきました。例えば脊椎のカーブ。現代人は椅子に座るとき、骨盤が後ろへ傾き「Ｃ」寄りの格好になりがちです。それを元の位置に戻すためには、「Ｃ」とその対極にある「Ｓ」それぞれ、両極の姿勢を繰り返しとるというのが、「ＣＳ体操」でした。

バランスとは、図版でも説明したように、振り子です。両極を知ってから、まん中の中庸に戻る。からだのなかのしくみ、恒常性（ホメオスタシス）も、いつもこのように働きます。

ひざの軟骨も、毎日、破壊と再生を繰り返しています。破壊が多いか、再生が上回るか、そのバランスでいまのひざの状態が決まります。軟骨が完全に消失した後も、線維軟骨というレスキュー隊が現れ再生しようとします。からだに本来備わる、バランスのとり方を学ぶにつけ、驚かされることでいっぱいです。

痛みや不調、病気をなるべく遠ざけ、健康でいるために大切なことは、原因を知ること。いまの結果を招いた原因を探る姿勢について、繰り返しお伝えしました。

それは揺れている振り子の中ではわかりませんが、振り子を外から見ると、見えてきます。それは自分の状況を俯瞰《ふかん》するということです。

自分を客観的に見るのが難しいときは、医者に助けを求めるのもいいでしょう。しかし医者すら、一つの視点にすぎません。別の医者は違う位置からあなたを見て、違ったアドバイスをくれるかもしれません。

何が正しいか、それは、自分が心に聞いてみて、ふっと腑《ふ》に落ちるか否かで判断するといいでしょう。医者であれ、おばあちゃんであれ、薬剤師さんであれ、誰からの言葉でもいいのです。権威ではなく、自分がきちんと納得できるかどうかがいちばん大切なのです。

この本が伝えたいことは単純です。僕は、本当のことは、なんでもシンプルだと思っています。ひざが元通りに戻るためには、悪くなった原因を治すこと。今世のうちにできそうもなければ、さっさと手術を受ければいいでしょう。原因に取り組むことが今世の課題であれば、本気になって取り組めば乗り越えられます。

たくさんのひざ患者さんを診てきて、そのどちらも正解だと確信しています。僕もびっくりするような減量をしてひざの痛みが消えた人や、毎日トレーニングをがんばって痛みを乗り越えた人。その一方で、保存療法では成果が出ず、半年後にさっと手術の選択をし、趣味に生きがいを見いだす人もいます。それぞれ僕に大切なことを教えてくれました。どちらの選択もありで、それを正解にするかどうかは自分の考えひとつ、ということです。

僕たちのからだは、紹介してきたように、とても賢いものです。からだがすることを信じて、それにもっと向き合って、そのサインをしっかりと聞きましょう。

本当は自分で自分を治せるんだということ。誰かの言うがままではなく、軸を自分に戻し、大切なことは自分が決めるということ。自分のからだや自分自身をもっと信頼することでもあります。そんなメッセージが伝わったら本望です。

今日も仙台から来られた患者さんの緊急手術をしていました。忙しい毎日の中、この本を世に出すことで、診察室にお越しになれない方々へのメッセージを届けられることに、心から感謝しています。構成を手伝ってくださった山守麻衣さん、サンマーク出版の橋口英恵さん、ほか、かかわってくださった方々のおかげです。ありがとうございました。

本書の内容を実践し手術せずにひざを治した患者さん方から、多くの人に伝えてほしいという声をもらっていました。この本を読まれて、同じように人生が変わる人がいらっしゃれば、大きな喜びです。

２０１９年11月吉日

江ノ島の波音を聴きながら

巽　一郎

巽　一郎（たつみ・いちろう）

医師。湘南鎌倉総合病院人工膝関節センター長。1960年大阪府生まれ。静岡県立薬科大学薬学部卒業後、大阪市立大学医学部に入学。卒業後は同附属病院整形外科へ入局し手術三昧の日々を送りながら、米国メイヨー・クリニックと英国オックスフォード大学整形外科にて、世界最先端の技術を体得。人工膝関節手術の常識を変える「筋肉を切らない・傷口の小さい」手術の開発や、からだへの負担を最小限にする「半置換術」の積極的導入など、日本屈指の技術と、患者の立場に立った診療方針で全国各地から来る人が絶えない。評判の手術の腕の一方で「すぐには切らない」医師として話題を集める。「手術は最後の手段」と、オリジナルの温存法を提案し患者とともに挑戦の日々。

100年足腰

2019年11月30日　初版発行
2024年10月20日　第23刷発行

著　者　　巽 一郎
発行人　　黒川精一
発行所　　株式会社サンマーク出版
東京都新宿区北新宿2-21-1
電話　03-5348-7800
印　刷　　三松堂株式会社
製　本　　株式会社村上製本所

ISBN978-4-7631-3796-8 C0075
ホームページ　https://www.sunmark.co.jp

本書の肩書き、データはすべて初版刊行
当時のものです